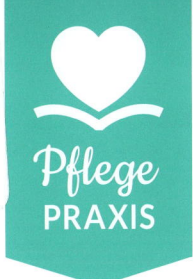

Jacqueline Stiehl | Simone Viviane Plechinger

Kommunikation in der Pflege von Menschen mit Demenz

Der Praxisleitfaden für die generalistische Ausbildung

Was Auszubildende wirklich wissen müssen

schlütersche

Jacqueline Stiehl, Diplom Pflege- und Gesundheitswissenschaftlerin und Pädagogin in einer Pflegeschule, examinierte Krankenschwester, Fachprüferin in den praktischen, schriftlichen und mündlichen Abschlussprüfungen zur Pflegefachfrau/zum Pflegefachmann, Fachbuchautorin, Coach für Persönlichkeitsentwicklung, Trainerin, Gründerin des 360 Grad Prüfungstrainingskonzeptes www.360grad-pruefungstraining.com

Simone Viviane Plechinger ist Diplom Musiktherapeutin mit Schwerpunkt Demenz und Palliative Care, Neurologische Musiktherapeutin und Heilpraktikerin für Psychotherapie. Als Auditorin im Gesundheitswesen und Dementia Care Mapper begleitet sie viele Gesundheitseinrichtungen im Rahmen des QM und berät Pflegeteams in der interprofessionellen Zusammenarbeit: www.simoneplechinger.de

»Menschen mit Demenz erspüren Atmosphäre in besonderem Maß und sie reagieren unmittelbar darauf. Es ist an uns Begleitenden, Atmosphäre zu gestalten.«

JACQUELINE STIEHL & SIMONE VIVIANE PLECHINGER

Bibliografische Information der Deutschen Nationalbibliothek
Die Deutsche Nationalbibliothek verzeichnet diese Publikation in der Deutschen Nationalbibliografie; detaillierte bibliografische Daten sind im Internet über http://dnb.de abrufbar.

ISBN 978-3-8426-0913-6 (Print)
ISBN 978-3-8426-9219-0 (PDF)
ISBN 978-3-8426-9220-6 (EPUB)

Originalauflage

© 2024 Schlütersche Fachmedien GmbH, Hans-Böckler-Allee 7, 30173 Hannover
www.schluetersche.de

Aus Gründen der besseren Lesbarkeit wurde in diesem Buch gelegentlich die männliche Form gewählt, nichtsdestoweniger beziehen sich Personenbezeichnungen gleichermaßen auf Angehörige des männlichen und weiblichen Geschlechts sowie auf Menschen, die sich keinem Geschlecht zugehörig fühlen.
Autorin und Verlag haben dieses Buch sorgfältig erstellt und geprüft. Für eventuelle Fehler kann dennoch keine Gewähr übernommen werden. Weder Autorin noch Verlag können für eventuelle Nachteile oder Schäden, die aus in diesem Buch vorgestellten Erfahrungen, Meinungen, Studien, Therapien, Medikamenten, Methoden und praktischen Hinweisen resultieren, eine Haftung übernehmen. Insgesamt bieten alle vorgestellten Inhalte und Anregungen keinen Ersatz für eine medizinische Beratung, Betreuung und Behandlung.
Etwaige geschützte Warennamen (Warenzeichen) werden nicht besonders kenntlich gemacht. Daraus kann nicht geschlossen werden, dass es sich um freie Warennamen handelt.
Alle Rechte vorbehalten. Das Werk ist urheberrechtlich geschützt. Jede Verwertung außerhalb der gesetzlich geregelten Fälle muss vom Verlag schriftlich genehmigt werden.

Lektorat: Claudia Flöer, Text & Konzept Flöer
Covermotiv: Lumos sp – stock.adobe.com
Covergestaltung und Reihenlayout: Lichten, Hamburg
Satz: Sandra Knauer Satz · Layout · Service, Garbsen
Druck und Bindung: Salzland Druck GmbH & Co. KG, Staßfurt

Inhalt

Danksagung ... 9
Vorwort ... 11
So nutzen Sie dieses Buch ... 15

1 Demenz – eine Einführung ... 17

- 1.1 **Demenz als Begriff** ... 17
- 1.1.1 Ursache und Formen der Demenz ... 18
- 1.1.2 Allgemeine Symptome bei Menschen mit einer demenziellen Erkrankung ... 18
- 1.2 **Demenz vom Alzheimer-Typ** ... 20
- 1.2.1 Risikofaktoren der Demenz vom Alzheimer-Typ ... 21
- 1.2.2 Typische Symptome der Demenz vom Alzheimer-Typ ... 21
- 1.2.3 Schweregrade der Demenz vom Alzheimer-Typ ... 22
- 1.2.4 Medikamentöse Therapie bei der Demenz vom Alzheimer-Typ ... 23
- 1.2.5 Neuroleptika ... 28
- 1.2.6 Pflegerische Konsequenzen bei der Medikation von Neuroleptika ... 29
- 1.2.7 Antidepressiva ... 29
- 1.3 **Vaskuläre Demenz** ... 31
- 1.3.1 Ursachen der vaskulären Demenz ... 31
- 1.3.2 Symptome der vaskulären Demenz ... 32
- 1.3.3 Medikamentöse Therapie bei der vaskulären Demenz ... 32
- 1.4 **Frontotemporale Demenz (FTD)** ... 33
- 1.4.1 Risikofaktoren der Frontotemporalen Demenz (FTD) ... 33
- 1.4.2 Typische Symptome der vaskulären Demenz ... 33
- 1.4.3 Medikamentöse Therapie bei der Frontotemporalen Demenz (FTD) ... 34
- 1.4.4 Nichtmedikamentöse Therapie der Frontotemporalen Demenz (FTD) ... 35
- 1.5 **Lewy-Körperchen-Demenz** ... 35
- 1.5.1 Ursachen der Lewy-Körperchen-Demenz ... 35
- 1.5.2 Symptome der Lewy-Körperchen-Demenz ... 36

| 1.5.3 | Medikamentöse Therapie der Lewy-Körperchen-Demenz | 37 |
| 1.5.4 | Nichtmedikamentöse Therapie der Lewy-Körperchen-Demenz | 39 |

2 Pflegerische Besonderheiten bei Menschen mit demenziellen Erkrankungen … 40

2.1	Übung: Erinnerungen	40
2.2	Biografiearbeit als Konzept im Umgang mit an Demenz erkrankten Menschen	41
2.2.1	Fallbeispiel: Die Gegenwart aus der Vergangenheit und Zukunft verstehen	43
2.2.2	Biografiearbeit im Pflegealltag	44
2.2.3	Methoden der Biografiearbeit	45
2.2.4	Wichtige Aspekte während der Umsetzung der Biografiearbeit	45
2.3	Der Expertenstandard Beziehungsgestaltung in der Pflege von Menschen mit Demenz	46
2.4	Übung: Aussagen und Qualitätsdimensionen	50
2.5	Verhaltenstipps im Umgang mit an Demenz erkrankten Menschen	51
2.5.1	Elf Tipps zur besseren Verständigung mit Menschen mit Demenz	52

3 Delir … 53

3.1	Symptome eines Delirs	54
3.2	Das Delir in der Geriatrie	55
3.2.1	Medikamentöse Therapie	57
3.3	Übungen	57
3.3.1	Nennen Sie *vier* allgemeine Symptome einer demenziellen Erkrankung	57
3.3.2	Ordnen Sie den *vier* allgemeinen Symptomen jeweils *drei* Beispiele zu	58
3.3.3	Fallbeispiel: Frau Heller wollte sich mit dem Kamm ihren einzigen Zahn putzen	59
3.3.4	Übung zu den Schweregraden der Demenz vom Alzheimer-Typ	61

4 Demenz und Schmerz ... 62

4.1 Medikamentöse Schmerztherapie bei Menschen mit Demenz ... 64
4.2 Nichtmedikamentöse Schmerztherapie ... 64

5 Demenz und Depression ... 65

6 Kommunikation – eine Einführung ... 67

6.1 Der person-zentrierte Ansatz in der Begleitung von Menschen mit Demenz nach Kitwood ... 67
6.1.1 Grundbedürfnisse und Grundlagen ... 68
6.1.2 Der Expertenstandard Beziehungsgestaltung in der Pflege von Menschen mit Demenz ... 75
6.1.3 Die Verstehenshypothese ... 79
6.2 Herausforderndes Verhalten ... 84
6.2.1 Erspüren ... 86
6.2.2 Verstehen ... 86
6.2.3 Handeln ... 87
6.2.4 Sinneserleben ... 89
6.3 Das Demenz-Balance-Modell© ... 92
6.3.1 Zielsetzung ... 93
6.4 Die Methode des Dementia Care Mapping ... 95
6.4.1 Ist Lebensqualität von Menschen mit Demenz messbar? ... 95
6.4.2 Kritische Anmerkung zum DCM ... 99

7 Kommunikation, Interaktion und Beziehungsgestaltung ... 100

7.1 Grundlagen der Kommunikation ... 101
7.1.1 Sender-Empfänger-Modell ... 101
7.2 »Vier Ohren und vier Schnäbel« – das psychologische Kommunikationsmodell nach Schulz von Thun ... 102
7.3 »Man kann nicht kommunizieren« – die fünf Grundsätze im kommunikationstheoretischen Ansatz nach Paul Watzlawick ... 107
7.3.1 Kommunikationsbarrieren ... 108
7.3.2 Kommunikationskompetenz – Wir pflegen auch mit Worten! ... 109

7.4		Von der Wirkung Ihrer Stimme und dem Umgang mit einer achtsamen Wortwahl	112
	7.4.1	Stimme kommt von Stimmung	112
	7.4.2	Achtsame Sprache	115
	7.4.3	Jede pflegerische Handlung ist Kommunikation	117
7.5		Die Methode der Validation – Beziehungsaufbau ohne Bewertung	120
	7.5.1	Argumentation, Konfrontation, Korrektur? – Das können Sie besser	122
7.6		Kommunikation mit Angehörigen	126

8 Interprofessionelle Zusammenarbeit – voneinander lernen … 131

8.1	Interprofessionelle Zusammenarbeit	131
8.2	Biografiearbeit und Erinnerungspflege	134
8.2.1	Fallbeispiele	137

9 Musiktherapie und person-zentrierter Ansatz … 141

9.1	Musik interprofessionell im Rahmen der SIS® und der Verstehenshypothese	144
9.2	Milieugestaltung/Milieutherapie	145
9.2.1	Statement von Julia Ketturakat: Das Thema Demenz in der generalistischen Pflegeausbildung	147

Abkürzungsverzeichnis	148
Literatur	149
Register	151
Lösungen	154

Danksagung

Am Beginn eines jeden Werkes steht der Dank an alle Unterstützenden, die an der Entstehung eines Buches mitgewirkt und uns dabei unterstützt haben. Er gilt:

Der Schlüterschen Fachmedien GmbH, unserer Lektorin Claudia Flöer von Text & Konzept Flöer für das kreative Engagement, Pflegewissen aktuell zu halten und weiterzudenken sowie die Möglichkeit, unser Wissen weiterzugeben.

Unseren Familien, unseren Kindern und Lebenspartner für ihre Unterstützung, Geduld und Motivation.

Den Menschen mit Demenz, von denen wir täglich lernen dürfen, an uns und unserer person-zentrierten Haltung zu arbeiten und uns weiterzuentwickeln – im Falle von Simone Viviane Plechinger neben ihrer fachlichen Rolle auch als Tochter in der Begegnung mit ihrem an Demenz erkrankten Vater.

Julia Ketturakat, Praxisanleiterin und Diplom Medizinpädagogin für das Interview, den Austausch zum Thema Demenz in der generalistischen Pflegeausbildung.

Unserem Freundes- und Bekanntenkreis für die Ermutigung.

Den Auszubildenden, Studierenden und Teilnehmenden unserer Schulungen und Seminare sowie den Kolleg*innen aus der Pflegepädagogik und Pflegepraxis, die wir während unserer beruflichen Tätigkeit kennenlernen durften.

Den Teilnehmenden unserer Schulungen und Seminare, die uns und unsere Arbeit durch ihre Rückmeldungen bereichern und durch ihre Aussagen und Fragen anspornen, uns weiterzuentwickeln.

Den Kolleginnen und Kollegen aus Pflege, Betreuung, Therapie, Medizin, Hauswirtschaft und Leitung, die wertvolle Impulse zu interprofessioneller Zusammenarbeit weiter voranbringen.

Ihnen allen, die Sie dieses Buch bis hierher gelesen haben und bereit sind, sich mit Ihrer Fachlichkeit auf Menschen mit Demenz einzustellen, Ihren Dienst in die Begleitung auf Augenhöhe zu geben und so neue Wege zu erschließen, wie wir Menschen mit Demenz in unserer Gesellschaft begegnen wollen.

Torsten Anstädt, HumaQ, für den Austausch zu der Frage, wie wollen wir künftig mit Menschen mit Demenz leben, und seine Inspirationen rund um Quartiersarbeit und digitale wie analoge Nahtstellenverknüpfung (Digitalassistenz für Menschen mit Demenz, Care from Distance, www.diegutestunde.org).

Judith Ebel, Erfinderin der Lernapp Supernurse (www.supernurse.de) und Geschäftsführung der GWP, Gesellschaft für digitales Wissensmanagement in der Pflege, für die gute Zusammenarbeit und die tägliche Inspiration rund um lebenslanges Mit- und voneinander Lernen.

Dem Verein Care for Innovation (www.careforinnovation.com) für die inspirierenden analogen wie digitalen Lösungsansätze und den Austausch zu Themen in der Pflege, die zukunftsweisend sind.

Jacqueline Stiehl und Simone Viviane Plechinger

Vorwort

> »Das Problem ist die reine Vergesslichkeit.
> Abend beginnt bereits der Tag zu verdampfen. Die Vergesslichkeit kommt
> in Wellen und beeinflusst das Wohlgefühl.«
> Stella Braam[1]

Menschen mit demenziellen Veränderungen und/oder einer Demenzsymptomatik im Kontext verschiedener Krankheitsbilder begegnen uns im fachlichen Kontext in ganz unterschiedlichen Zusammenhängen und in allen Altersstufen – ja, möglicherweise auch in der Kinderkrankenpflege[2]. Entsprechend wichtig ist das Wissen rund um eine gelingende Kommunikation mit Menschen mit Demenz. Kommunikation – das Wort meint in seiner Grundbedeutung »Gemeinschaft stiften«. Gemeinschaft zu stiften, ist Pflege.

Zu einer fachlich guten Kommunikation und dem Verinnerlichen der person-zentrierten Haltung gehört z. B., dass wir von Anbeginn an auf unsere Wortwahl achten. Sätze in der Übergabe wie »*Im Zimmer 12 liegt jetzt eine Demente*« oder noch *krasser* »*Der Korsakow-Opa stand schon wieder auf dem Flur*« sind spätestens ab heute tabu. Sie sind nicht Lieschen Müller oder Otto Normalverbraucher von der Straße. Sie sind eine (angehende) Pflegefachperson mit Wissen um das Krankheitsbild Demenz in all seinen Formen und Facetten. Sie zeichnen sich auch in Ihrer Sprache dadurch aus. Wir sprechen also bewusst von Menschen mit Demenz und nicht von Kotschmierern, Wegläufern, Schreienden oder den Dementen.

Auch wenn wir im Setting eines Akutkrankenhauses bspw. den fachlichen Blick zunächst auf den Einweisungsgrund richten, gilt: Wenn Sie in während der Grundpflege in Beziehung zu einem Krebspatienten treten, dem Sie Sicherheit vermitteln und Lebensqualität ermöglichen wollen, nehmen Sie in der Kommunikation auch nicht allein das Prostata-Karzinom in den

---

[1] Braam S (2007): Ich habe Alzheimer. Wie die Krankheit sich anfühlt. Beltz. Weinheim und Basel, S. 56.
[2] https://www.pflege.de/krankheiten/kinderdemenz/

Fokus. Entsprechend bedeutet dies im Umgang mit Menschen mit Demenz besonders: schau im Kontakt auf die Person, nicht allein auf die Diagnose! Exakt das ist in der Begleitung von Menschen mit Demenz Teil Ihrer Fachlichkeit. Beziehungspflege ist Pflege. Und gute Pflege von Menschen mit Demenz ist ein Meilenstein in Ihrem Versorgungsauftrag. Wenn wir sonst von respektvoller »Kommunikation auf Augenhöhe« sprechen, können wir fachlich gute und stimmige Begegnungen in der Pflege von Menschen mit Demenz vielleicht als »Kommunikation auf Herzhöhe« bezeichnen.

Teun Toebes[3] ist 24 Jahre alt, Pflegefachkraft, und lebt gemeinsam mit Menschen mit Demenz auf der geschlossenen Station eines Pflegeheims in Utrecht – eine, seine ganz bewusste Entscheidung. Drei Jahre lang ist er um die Welt gereist und ist Menschen mit Demenz in den verschiedenen Teilen der Welt begegnet, um Antworten auf die Frage zu finden, wie wir voneinander lernen können und zwar in der Art und Weise, wie wir miteinander kommunizieren. Warum er das gemacht hat? Er möchte Antworten finden, wie er im Alter gesehen werden möchte. Im Film »Human forever«[4], der diese Reise dokumentiert, können wir beobachten, wie Teun mit Gelassenheit und Ruhe auf seine Gegenüber zu geht, sich einfühlt, aufrichtiges Interesse zeigt. Und wie diese Art der Kommunikation mit authentischen Worten und Gesten große Türen öffnet. Teun hält uns in diesem Film in vielen Szenen einen krassen Spiegel vor. Zum Beispiel in Bildscheren, die auf den ersten Blick unser Schubladendenken im Kopf anwerfen. Essen aus Blechnäpfen und Gitter vor den Fenstern für Menschen mit Demenz im ärmsten Land Europas – wie schrecklich...oder nicht? In die Psychiatrie dort, in die alle Menschen gebracht werden, die auf ihre Art vermeintlich »sonderbar« sind, wird Leben, Lachen, Berührung, Tanz und echte Unterstützung von jedem für jede sichtbar – jede(r) mit seine(n) Möglichkeiten. Herausforderndes Verhalten? Hohe Medikamentengabe für Menschen mit Demenz? So gut wie kein Thema dort. Wussten Sie, dass es Länder in Europa gibt, in

---

[3] Toebes T (2024): Der 21-Jährige, der freiwillig in ein Pflegeheim zog und von seinen Mitbewohnern mit Demenz lernte, was Menschlichkeit bedeutet. Knaur, München. https://teuntoebes.com/de/buch/
[4] https://teuntoebes.com/de/dokumentarfilm/

denen Pflegeheime dann höhere Pflegesätze ausbezahlt bekommen, je aktiver, de mehr im Leben die zu begleitenden Menschen mit Demenz gehalten werden können? Bei uns ist das umgekehrt.

Teun stellt die richtigen Fragen. Warum halten wir fest an einem System, in das wir Menschen mit Demenz krampfhaft hineinzupressen versuchen? Wir sorgen dafür, dass Menschen ihre Selbstbestimmung an einer Pforte abgeben, weil wir sie »in Sicherheit« nehmen? Wir opfern Glück und Lebensqualität für eine »sichere« und »kontrollierte« Scheinwelt. Der person-zentrierte Ansatz nach Kitwood[5] (▶ Kap. 6.1), der dank des Expertenstandards Beziehungsgestaltung tröpfchenweise Einzug hält in die Begleitung und das Verstehen von Menschen mit Demenz, lässt sich nicht per Dienstanweisung heraus geben oder umsetzen. Haltung ist keine Pflegetechnik. Sie entsteht jeden Tag neu. Sie muss und darf jeden Tag neu hinterfragt werden. Sich weiterentwickeln. Nicht festgehalten, in Stein gemeißelt, gesichert. Einen Wandel im System erreichen wir, wenn wir uns anders verhalten. Wenn wir einen inneren Paradigmenwechsel geschehen lassen. Wenn wir aus unseren guten und schlechten Erfahrungen im Team Neues entstehen lassen und bereit sind, von- und miteinander zu lernen.

Im Rahmen Ihrer schriftlichen Prüfung zur Pflegefachfrau/zum Pflegefachmann befassen Sie sich im Kompetenzbereich zwei mit der personen- und situationsorientierten Gestaltung von Kommunikation und Beratung sowie im Prüfungsteil drei (Pflege in hoch belasteten und kritischen Pflegesituationen). Mit vertieftem Wissen um die verschiedenen Demenzformen (Demenz ist nicht gleich Demenz und Sie sind nicht »Lieschen Müller«), den Expertenstandard Beziehungsgestaltung, Ihrer Kenntnis über Validation, aufrichtige Kommunikation und der Entwicklung einer person-zentrierten Haltung haben Sie als Pflegefachperson die Nase vorn! Über verschiedene Fallbeispiele in unterschiedlichen Settings soll dieses Buch Ihnen die Vorbereitung auf die Prüfungsfragen und -situationen im Bereich Demenz erleichtern und Unterstützung für einen fundierten Start ins Berufsleben

---

[5] Vgl. Kitwood T (2019): Demenz: der person-zentrierte Ansatz im Umgang mit verwirrten, kognitiv beeinträchtigten Menschen. Hogrefe, Göttingen.

bieten. Dies ist zudem ein Buch aus der Praxis für die Praxis. Es soll Ihnen Anwendungshilfe im Pflegealltag im Umgang mit demenziell veränderten Menschen sein, und wir freuen uns, wenn das für Sie erlebbar wird.

Die Erkenntnisse in Pflege und Medizin unterliegen in diesen Zeiten laufendem Wandel in Forschung und klinischer Erfahrung – und das ist mehr als gut so! Die in diesem Buch gemachten Angaben entsprechen dem aktuellen Wissenstand sowie unserer langjährigen interprofessionellen Praxiserfahrung. Das entbindet Sie als Lesende und Nutzende dieses Buches jedoch nicht von der Verpflichtung, die in dem Buch gemachten Aussagen für sich selbst weiterzudenken und Ihre pflegerische Tätigkeit auf fachlicher Basis stetig weiterzuentwickeln.

Wir freuen uns auf den Austausch mit Ihnen und wünschen Ihnen viel Freude beim Lesen!

Potsdam und Kelkheim (Taunus),
im Juli 2024

Jacqueline Stiehl und
Simone Viviane Plechinger

So nutzen Sie dieses Buch

Demenz ist nicht gleich Demenz. Deshalb wird in diesem Buch zunächst gezielt auf folgende Demenzformen näher eingegangen:
- Demenz vom Alzheimer-Typ
- Vaskuläre Demenz
- Frontotemporale Demenz (FTD)
- Lewy-Körperchen-Demenz

Lesen Sie konkret die Besonderheiten jeder Demenzform, inklusive der jeweiligen Risikofaktoren, Symptome, der medikamentösen Therapie und der pflegerischen Konsequenzen. Die medikamentöse Therapie ist insofern wichtig, dass Sie sich die Nebenwirkungen erschließen, das Verhalten verstehen und danach gezielte pflegerische Maßnahmen ergreifen können.

So werden Sie erkennen, dass sich durchaus einige Symptome und die medikamentösen Therapien ähneln, es jedoch auch große Unterschiede gibt. Aus den Symptomen und der Therapie ergeben sich unterschiedliche pflegerische Konsequenzen, sowohl bezüglich der Maßnahmen als auch der Kommunikation. Auf die Abgrenzung zwischen Demenz und Delir wird gezielt eingegangen.

Einen wichtigen Bestandteil stellt die nichtmedikamentöse Therapie dar. Auf die Biografiearbeit (▶ Kap. 2.2) und den Expertenstandard Beziehungsgestaltung in der Pflege von Menschen mit Demenz (▶ Kap. 2.3) wird besonders im ersten Teil des Buches eingegangen. Im Kompetenzbereich I »Pflegeprozesse und Pflegediagnostik in akuten und dauerhaften Pflegesituationen verantwortlich planen, organisieren, gestalten, durchführen, steuern und evaluieren« wird das Thema Demenz betrachtet.

Tipp
Wir haben hier und da Übungsfragen eingestreut. Bitte bearbeiten sie Sie, um ihr Wissen zu festigen später anzuwenden. Wir verraten Ihnen auch die Lösungen (s. Anhang ▶ S. 154).

Demenz ist nicht gleich Demenz. Begegnen wir einer Person mit Demenz, so begegnen wir **einer** Person mit Demenz. Dies fordert uns neben unserer Fachlichkeit besonders in unserem Wissen zum Thema Kommunikation und v. a. in den Bereichen Empathie, Kongruenz und Authentizität im Kontakt heraus. Je intensiver Sie sich mit dem Thema »Kommunikation« beschäftigen und Blicke über den Tellerrand wagen, umso gestärkter werden Sie in und aus der täglichen Begleitung von Menschen mit Demenz hervorgehen, umso sicherer werden Sie im Rahmen Ihrer Fachlichkeit.

Daher ist dieses Buch ab Kapitel 4 nicht nur zur Vorbereitung für Auszubildende der Generalistik auf die schriftliche, mündliche oder praktische Prüfung zu verstehen, sondern zielt ebenso sehr auf das Miteinander im interprofessionellen Team ab.

Wir freuen uns, wenn auch Praxisanleitende, Mitarbeitende aller Berufsgruppen und Menschen in Leitungsfunktion wertvolle Impulse rund um die Kommunikation mit Menschen mit Demenz darin finden. Mit Ihnen startet eine weitere Gruppe von New Work in der Pflege! Sie sind die Gamechanger von morgen, wenn es um die Frage geht: »Was zeichnet eine gute und sinnstiftende Begleitung von Menschen mit Demenz aus?«

1 Demenz – eine Einführung

Jacqueline Stiehl

In Deutschland lebten 2021 schätzungsweise 1,8 Millionen Menschen mit Demenz. Durch die demografische Entwicklung nimmt die Zahl der an Demenz erkrankten Personen kontinuierlich zu. Nach verschiedenen Vorausberechnungen der Bevölkerungsentwicklung erhöht sich die Zahl der Erkrankten in Deutschland bis zum Jahr 2050 auf 2,4 bis 2,8 Millionen Menschen über 65 Jahre, sollte es keinen Durchbruch in der Prävention und Therapie geben. Mit 60–80 Prozent ist die Demenz vom Alzheimer-Typ, gefolgt von der vaskulären Demenz mit ca. 5–10 Prozent der Fälle, die häufigste Ursache. Weitere Ursachen, die jedoch seltener anzutreffen sind, stellen die Lewy-Körperchen-Demenz und die Frontotemporale Demenz (FTD) dar.

1.1 Demenz als Begriff

Demenz gilt als Obergriff für bestimmte Krankheiten und Symptome, bei denen es zu krankhaften Veränderungen des Gehirns mit Verlust von kognitiven Fähigkeiten, Einschränkungen der Alltagskompetenz und Verhaltensdefiziten kommt. Unter dem lateinischen Begriff Demenz kann sinngemäß »ohne Geist« verstanden werden.

1.1.1 Ursache und Formen der Demenz

Es werden verschiedene Ursachen und Demenzformen unterschieden. Tabelle 1 stellt verschiedene Demenzursachen und -formen dar.

Tab. 1: Demenz – Ursachen und Formen

Primäre Demenzen	Sekundäre Demenzen
Ursächliche Veränderungen sind im Gehirn manifestiert Degenerative Demenzen: • Demenz vom Alzheimer-Typ • Vaskuläre Demenz • Frontotemporale Demenz (FTD) • Lewy-Körperchen-Demenz • Demenz bei Morbus Parkinson Nichtdegenerative Demenzen: • Durch Hirntumoren • Durch Gefäßentzündungen Mischformen der: • Demenz vom Alzheimer-Typ • Vaskuläre Demenz	Folgeerscheinungen von Erkrankungen bzw. exogener Faktor außerhalb des Gehirns, z. B. durch: • Stoffwechselerkrankungen • Neurologische Erkrankungen, z. B. Multiple Sklerose, Morbus Parkinson • Depression • Vitaminmangel, z. B. Vitamin B6 • Medikamente • Alkoholabusus
Irreversibel	Reversibel (mit der richtigen Behandlung)

1.1.2 Allgemeine Symptome bei Menschen mit einer demenziellen Erkrankung

Bei Menschen mit einer demenziellen Erkrankung stehen einige Symptome im Vordergrund (▶ Abb. 1).

Tabelle 2 stellt allgemeine Symptome und Beispiele bei Menschen mit einer demenziellen Erkrankung dar.

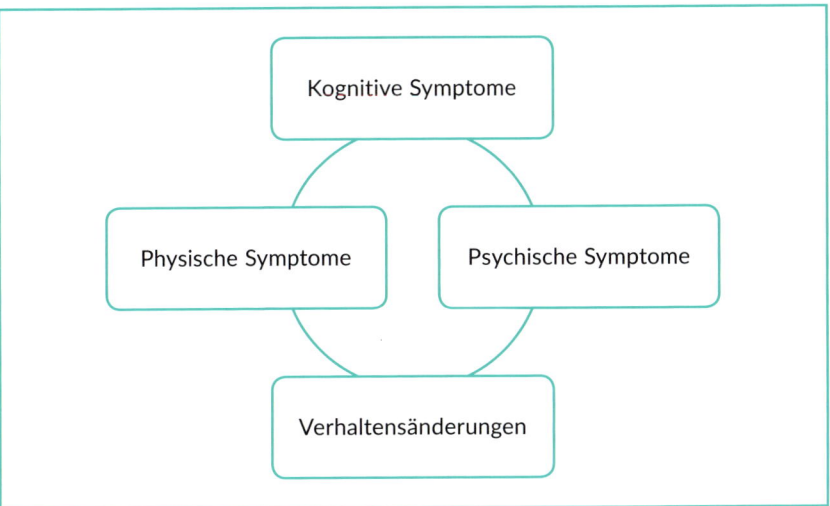

Abb. 1: Allgemeine Symptome bei Menschen mit einer demenziellen Erkrankung.

Tab. 2: Allgemeine Symptome und Beispiele bei Menschen mit einer demenziellen Erkrankung

Allgemeine Symptome	Beispiele
Kognitive Symptome	• Eingeschränktes Urteilsvermögen • Gedächtnisstörungen • Orientierungsstörungen • Aufmerksamkeitsstörungen • Herabgesetzte Fähigkeiten zur Problemlösung • Apraxie (Störung eines geordneten Handlungsablaufes, Werkzeugstörung) • Agnosie (Störung des Wiedererkennens von z. B. Örtlichkeiten und Gegenständen) • Aphasie (Sprachstörungen) • Agrafie (Schreibunfähigkeit) • Alexie (Leseunfähigkeit) • Akalkulie (Rechenunfähigkeit)

Allgemeine Symptome	Beispiele
Physische Symptome	• Schluckstörungen • Essstörungen • Reduzierter Geschmackssinn • Reduzierter Geruchssinn • Mobilitätseinschränkungen • Harninkontinenz • Stuhlinkontinenz • Schlafstörungen • Gestörter Tag-Nacht-Rhythmus • Veränderte Schmerzwahrnehmung
Psychische Symptome	• Halluzinationen • Verkennungen • Angst • Depressionen • Frustrationen
Verhaltensänderungen	• Unruhezustände, z. B. Hinlauftendenz • Herausforderndes Verhalten • Aggressivität • Sammeln von Gegenständen • Agitiertheit, z. B. fahrige, hastige, ziellose Bewegungen

1.2 Demenz vom Alzheimer-Typ

Die Demenz vom Alzheimer-Typ ist die häufigste Demenzform. Den Hauptrisikofaktor stellt das Lebensalter dar. Mikroskopisch sind bei älteren Menschen aus noch nicht geklärten Gründen amyloide Plaques (Eiweißablagerungen an den Nervenzellen des Gehirns) und neurofibrilläre Veränderungen zu sehen. Neurobiochemisch sind Veränderungen an zwei Transmittern festgestellt worden. Es bestehen ein Mangel an Acetylcholin, wodurch die Reize grundsätzlich schlecht weitergegeben werden, und ein Überschuss an Glutamat, was durch die Dauerreizung der Synapsen im Gehirn zur Schädigung der Nervenzellen führt. Die Erkrankung verläuft progredient (voranschreitend).

1.2.1 Risikofaktoren der Demenz vom Alzheimer-Typ

Der wichtigste Risikofaktor der Demenz vom Alzheimer-Typ ist das höhere Lebensalter. Weitere Faktoren, die das Risiko erhöhen können, sind hohe Blutfettwerte, Diabetes mellitus Typ II und das Rauchen. Faktoren, die das Risiko einer Demenz vom Alzheimer-Typ verringern können, sind z. B. geistige und körperliche Aktivität.

1.2.2 Typische Symptome der Demenz vom Alzheimer-Typ

Die Demenz vom Alzheimer-Typ weist unterschiedliche Symptome auf, die in Tabelle 3 dargestellt werden.

Tab. 3: Typische Symptome der Demenz vom Alzheimer-Typ

Symptome	Erläuterung
Agnosie	• Störung des Wiedererkennens von z. B. Örtlichkeiten und Gegenständen, z. B.: Zahnbürste wird nicht als solches erkannt.
Prosopagnosie	• Nichterkennen von Personen
Apraxie	• Störung eines geordneten Handlungsablaufes, (Werkzeugstörung), der nicht auf motorischen Veränderungen beruht, z. B.: Nichtwissen vom Gebrauch des Bestecks (Pflegeempfänger*innen sitzen vor dem gefüllten Teller mit der Mittagsmahlzeit und wissen nicht, was sie mit dem Besteck machen sollen). • Störung eines Bewegungsablaufes, z. B. der Bewegungsablauf des Ankleidens funktioniert nicht mehr.
Gedächtnisstörungen	• Vergessen von Verabredungen • Vergessen von Alltagsaufgaben
Konzentrationsstörungen	• Stark schwankende Aufmerksamkeit
Orientierungsstörungen	• Anfangs weniger • Im zunehmenden Verlauf: keine zeitliche, örtliche und situative Orientierung
Beeinträchtigungen im abstrakten Denken	• Keine Lösung komplizierter Aufgaben mehr möglich • Uhrentest nicht mehr möglich

Symptome	Erläuterung
Stimmungsschwankungen	• Plötzliche Stimmungsschwankungen bis zur Reizbarkeit oder Aggressivität oder Ängstlichkeit
Inkontinenz	• Harninkontinenz • Stuhlinkontinenz

1.2.3 Schweregrade der Demenz vom Alzheimer-Typ

Die Demenz vom Alzheimer-Typ wird in drei Schweregrade unterteilt (▶ Tab. 4).

Tab. 4: Schweregrade der Demenz vom Alzheimer-Typ

Schweregrade	Merkmale
Leichtgradige Demenz	Betroffene sind im Alltag geringfügig eingeschränkt und können ein weitgehend eigenständiges Leben führen Merkmale: • Beeinträchtigungen des Kurzzeitgedächtnisses und der Merkfähigkeit, z. B. Verlegen von Gegenständen • Planungsprobleme im Alltag und eingeschränkte Entscheidungsfindung • Zeitliche und örtliche Orientierungsstörungen • Wortfindungsstörungen • Eingeschränkte Auffassungsgabe • Veränderte Stimmungslage, z. B. depressive Stimmung • Verändertes Verhalten, z. B. aggressives Verhalten • Versuch der Aufrechterhaltung der Fassade
Mittelschwere Demenz	Hochgradige Einschränkung der selbstständigen Lebensführung Merkmale: • Zunehmende Beeinträchtigung des Langzeitgedächtnisses • Zunahme der Probleme der örtlichen Orientierung in der vertrauten Umgebung • Ausgeprägte Wortfindungs- und Sprachstörungen • Verlust von Alltagskompetenzen, z. B. Einkaufen • Zunehmende Persönlichkeitsveränderungen, z. B. Misstrauen, Unruhe, Aggressivität, Verwirrtheit • Stimmungsschwankungen

Schweregrade	Merkmale
Schwere Demenz	Durchgehende Unterstützung nötig Merkmale: • Hochgradige Gedächtnisstörungen, z. B. werden Familienmitglieder nicht mehr erkannt • Zunehmende Verhaltensstörungen • Ausgeprägte Sprachstörungen • Unterstützung bei den Verrichtungen des täglichen Lebens • Verminderte Kontrolle der Ausscheidung → Inkontinenz • Probleme beim Gehen → Gehschwäche • Ggf. Bettlägerigkeit • Erhöhte Infektionsgefahr, z. B. Pneumonie

1.2.4 Medikamentöse Therapie bei der Demenz vom Alzheimer-Typ

Die medikamentöse Basistherapie bei der Erkrankung vom Alzheimer-Typ sieht die folgenden Medikamente vor (▶ Abb. 2).

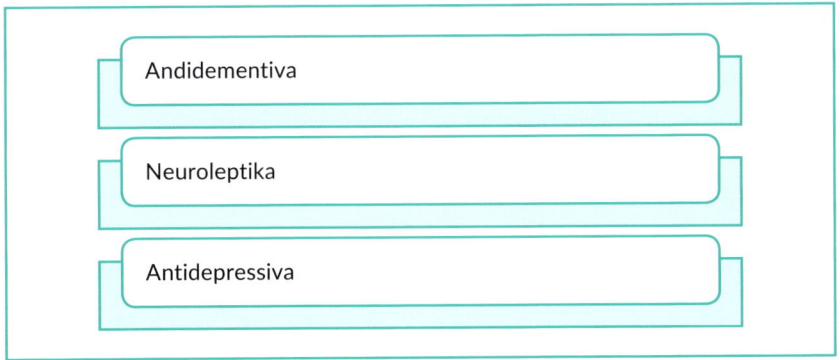

Abb. 2: Übersicht der medikamentösen Basistherapie bei der Demenz vom Alzheimer-Typ.

Antidementiva

Antidementiva sind Medikamente, die gegen die Symptome der demenziellen Erkrankung wirken und das Fortschreiten vermindern. Zu den Antidementiva zählen u. a. Acetyl-Cholinesterase-Hemmer, Glutamat-Antagonisten und Nootropika, die in Tabelle 5 dargestellt werden.

Tab. 5: Übersicht ausgewählter Antidementiva

Antidementiva	Beispiele
Cholinesterase-Hemmer	• Galantamin, z. B. Reminyl® • Rivastagmin, z. B. Exelon® • Donepezil, z. B. Aricept®
Glutamat-Antagonisten	• Memantin, z. B. Axura® • Memantin, z. B. Ebixa®
Nootropika	• Dihydroergotoxin, z. B. Hydergin® • Piracetam, z. B. Nootrop® • Ginkgo-biloba-Extrakte aus den Blättern des Ginkgobaumes

Nebenwirkungen von Antidementiva

Antidementiva können verschiedene Nebenwirkungen aufweisen. Zu den wichtigsten Nebenwirkungen zählen:
- Gastrointestinale Beschwerden
- Zentralnervöse Wirkungen
- Blutdrucksenkende Wirkung

Tabelle 6 stellt mögliche Nebenwirkungen ausgewählter Antidementiva dar.

Tab. 6: Übersicht möglicher Nebenwirkungen ausgewählter Antidementiva

Wirkstoff	Nebenwirkung
Rivastagmin, z. B. Exelon®	• Schwindel • Gastrointestinale Beschwerden, z. B. Diarrhoe, Erbrechen, Übelkeit • Verwirrtheit • Schläfrigkeit • Motorische Unruhe

Wirkstoff	Nebenwirkung
Donepezil, z. B. Aricept®	• Gastrointestinale Beschwerden, z. B. Erbrechen, Übelkeit • Muskelkrämpfe • Bradykardie • Schlaflosigkeit
Memantin, z. B. Axura® und Ebixa®	• Schwindel • Kopfschmerzen • Müdigkeit • Schläfrigkeit • Obstipation • Hypertonie
Dihydroergotoxin, z. B. Hydergin®	• Kopfschmerzen • Tachykardie • Hyperaktivität • Hitzegefühl
Piracetam, z. B. Nootrop®	• Schlafstörungen • Kopfschmerzen • Gastrointestinale Beschwerden, z. B. Diarrhoe, Erbrechen, Übelkeit

Pflegerische Konsequenzen bei der Medikation

Pflegefachpersonen sollten genau beobachten, ob die betreffenden Pflegeempfänger*innen die Medikamente selbstständig richten sowie einnehmen können. Durch die Symptome ist es möglich, dass die Betroffenen ihre Tabletten nicht aus dem Blister drücken bzw. ihre Medikamente nicht teilen können. Gegebenenfalls bestehen Schwierigkeiten bei dem Zählen der Tropfen und/oder es kommt zu Verwechslungen der Medikamente oder der Einnahmezeit. Eine Unter- bzw. Überdosierung kann die Folge sein, die wiederum Nebenwirkungen nach sich ziehen kann. Achten Sie auf die Anzeichen (▶ Tab. 7).

Um eine Unter- bzw. Überdosierung zu vermeiden, ist es wichtig, im Rahmen eines Informationsgesprächs neben der betreffenden Person z. B. Angehörige, Bezugspersonen und Betreuungspersonen in die medikamentöse Therapie mit einzubeziehen.

Tab. 7: Übersicht möglicher Anzeichen einer Unter- bzw. Überdosierung von Medikamenten

Anzeichen einer Unterdosierung	Anzeichen einer Überdosierung
• Antriebslosigkeit • Zeitliche und räumliche Orientierungsstörungen • Störungen im Kurzzeitgedächtnis • Unruhezustände • Verändertes Gefühlsleben	• Gastrointestinale Beschwerden, z. B. Übelkeit, Erbrechen, Diarrhoe • Hyperaktivität • Schlaflosigkeit • Verwirrtheit • Kopfschmerzen

Überprüfen Sie Ihr Wissen

Sind die folgenden Aussagen richtig oder falsch?

Tab. 8: Richtig oder Falsch?

	Richtig	Falsch
Der Abbau der Nervenzellen lässt sich durch Antidementiva nicht aufhalten.		
Cholinesterase-Hemmer z. B. Rivastagmin, z. B. Exelon®, bewirken v. a. im Frühstadium der Erkrankung eine Verbesserung der Denkfähigkeit.		
Nootropika verbessern die Hirnleistungen ausschließlich bezüglich der Aufmerksamkeit.		
Nootropika verbessern die Hirnleistungen, z. B. bezüglich der Konzentrationsfähigkeit und der Orientierungsfähigkeit.		
Glutamat-Antagonisten, z. B. Ebixa® und Axura®, können die Lernfähigkeit länger aufrechterhalten.		
Ginkgo-biloba-Extrakte können das Erinnerungsvermögen bei leichter mit mittelgradiger Demenz positiv beeinflussen.		
Donepezil, z. B. Aricept®, gehört zur Arzneimittelgruppe der Nootropika.		
Memantin, z. B. Ebixa®, gehört zur Arzneimittelgruppe der Glutamat-Antagonisten.		

	Richtig	Falsch
Galantamin, z. B. Reminyl®, wird bei der leichten bis mittelschweren Alzheimer-Demenz eingesetzt.		
Rivastagmin, z. B. Exelon®, wird bei der leichten bis mittelschweren Alzheimer-Demenz eingesetzt.		
Memantin, z. B. Axura®, wird bei der mittelschweren bis schweren Alzheimer-Demenz eingesetzt.		
Piracetam, z. B. Nootrop®, verbessert den verminderten Hirnstoffwechsel.		
Antidementiva haben als unerwünschte Wirkungen bzw. Wechselwirkungen selten gastrointestinale Beschwerden, z. B. Diarrhoe und Übelkeit.		
Antidementiva haben als unerwünschte Wirkungen bzw. Wechselwirkungen oft gastrointestinale Beschwerden, z. B. Übelkeit und Erbrechen.		
Zu den häufigsten zentralnervösen Wirkungen der Antidementiva zählen z. B. Appetitlosigkeit, Schwindel, Muskelkrämpfe und Schlaflosigkeit.		
Donepezil, z. B. Aricept®, weist als Nebenwirkung ausschließlich Muskelkrämpfe auf.		
Donepezil, z. B. Aricept®, kann als Nebenwirkung u. a. Diarrhoe und Übelkeit aufweisen.		
Dihydroergotoxin, z. B. Hydergin®, kann als Nebenwirkung Tachykardie und Hyperaktivität aufweisen.		
Piracetam, z. B. Nootrop®, weist als Nebenwirkungen u. a. Kopfschmerzen, Schlafstörungen und gastrointestinale Beschwerden auf.		

Lösung siehe Anhang (▶ S. 154)

1.2.5 Neuroleptika

Neuroleptika haben eine antipsychotische und beruhigende Wirkung. Sie werden bei Menschen mit der Demenz vom Alzheimer-Typ aufgrund möglicher herausfordernder Verhaltensweisen, z. B. plötzlichen Wutausbrüchen, sowie bei Unruhezuständen, Halluzinationen, Wahnvorstellungen und Schlafstörungen eingesetzt.

Tab. 9: Übersicht ausgewählter Neuroleptika bei Unruhezuständen, Halluzinationen und Wahnvorstellungen

Neuroleptika	Beispiele
Atypische Neuroleptika	• Risperidon, z. B. Risperdal® • Quetiapin, z. B. Quentiax®

Tab. 10: Übersicht ausgewählter Neuroleptika bei Unruhezuständen und Schlafstörungen

Neuroleptika	Beispiele
Niedrigpotente Neuroleptika	Melperon, z. B. Melneurin®

Tabelle 11 stellt mögliche Nebenwirkungen ausgewählter Neuroleptika dar.

Tab. 11: Übersicht möglicher Nebenwirkungen ausgewählter Neuroleptika

Medikamente	Nebenwirkung
Risperidon, z. B. Risperdal®	• Kreislaufkollaps • Erhöhtes Schlaganfallrisiko • Gewichtszunahme
Quetiapin, z. B. Quentiax®	• Kreislaufkollaps • Erhöhtes Schlaganfallrisiko • Gewichtszunahme
Melperon, z. B. Melneurin	• Kreislaufkollaps • Extrapyramidale motorische Störungen (EPMS)

1.2.6 Pflegerische Konsequenzen bei der Medikation von Neuroleptika

Pflegefachpersonen sollten auf Wechselwirkungen mit anderen Medikamenten achten und diese mit dem ärztlichen Personal besprechen. Um diese mögliche Wechselwirkungen mit anderen Medikamenten zu vermeiden, ist es wichtig, im Rahmen eines Informationsgespräches neben der betreffenden Person z. B. Angehörige, Bezugspersonen und Betreuungspersonen in die medikamentöse Therapie mit einzubeziehen. Eine Unter- bzw. Überdosierung kann die Folge sein, die wiederum Nebenwirkungen nach sich ziehen kann. Achten Sie auf die Anzeichen (▶ Tab. 12).

Tab. 12: Übersicht möglicher Anzeichen einer Unter- bzw. Überdosierung von Medikamenten

Anzeichen einer Unterdosierung	Anzeichen einer Überdosierung
• Rückläufige Symptome der Psychose • Immer wiederkehrende Symptome der Psychose	• Muskelanspannung • Erhöhte Müdigkeit und Trägheit • Verlangsamtes Denken • Aufmerksamkeitsstörungen • Konzentrationsstörungen • Gestik und Mimik sind nicht spontan

1.2.7 Antidepressiva

Menschen mit der Demenz vom Alzheimer-Typ können in eine Depression verfallen, da sie beispielsweise sich verändernde Lebensumstände und/oder belastende Perspektiven nicht akzeptieren können.

Tab. 13: Übersicht ausgewählter Antidepressiva

Antidepressiva	Beispiele
Tetrazyklische Antidepressiva	Mirtazapin, z. B. Remergil®
Selektiv angreifende Antidepressiva	Citalopram, z. B. Cipramil®

Tabelle 14 stellt mögliche Nebenwirkungen ausgewählter Antidepressiva dar.

Tab. 14: Übersicht möglicher Nebenwirkungen ausgewählter Antidepressiva

Medikamente	Nebenwirkung
Mirtazapin, z. B. Remergil®	• Appetitsteigerung • Gewichtszunahme • Schlaflosigkeit • Verwirrtheit • Tremor • Schwindel
Citalopram, z. B. Cipramil®	• Appetitlosigkeit • Gewichtsabnahme • Ängstlichkeit • Nervosität • Verwirrtheit • Konzentrationsstörungen

Pflegerische Konsequenzen bei der Medikation von Antidepressiva

Pflegefachpersonen sollten auf mögliche Nebenwirkungen achten. Um die Einnahme, trotz der möglicherweise auftretenden Nebenwirkungen zu gewährleisten, ist es wichtig, im Rahmen eines Informationsgespräches neben der betreffenden Person z. B. Angehörige, Bezugspersonen und Betreuungspersonen in die medikamentöse Therapie mit einzubeziehen, zu unterstützen und hilfreiche Gegenmaßnahmen bezüglich der Nebenwirkungen zu erklären. Eine Unter- bzw. Überdosierung ist zu vermeiden. Achten Sie auf die Anzeichen (▶ Tab. 15).

Tab. 15: Übersicht möglicher Anzeichen einer Unter- bzw. Überdosierung von Antidepressiva

Anzeichen einer Unterdosierung	Anzeichen einer Überdosierung

• Anzeichen einer Depression,
  – z. B. Niedergeschlagenheit
  – Traurigkeit
  – innere Leere
  – rasche Ermüdbarkeit
  – Unruhe
	• Unruhe
	• Halluzinationen
	• Hyperthermie
	• Krampfanfälle
	• Herz-Kreislaufversagen
	• Koma

1.3 Vaskuläre Demenz

Die vaskuläre Demenz wird durch arteriosklerotische Gefäßveränderungen und nachfolgende transischämische Attacken im Gehirn ausgelöst. Die Folge sind Durchblutungsstörungen im Gehirn, wodurch Nervenzellen geschädigt werden oder absterben. Die Folge ist, dass wichtige kognitive Funktionen eingeschränkt werden. Es werden folgende Hauptformen unterschieden:
- Multi-Infarkt-Demenz
- Subkortikale arteriosklerotische Enzephalopathie (SAE)
- Demenz nach einem Schlaganfall
- Mischformen (zwischen vaskulärer Demenz und Demenz vom Alzheimer-Typ)

Weitere **seltenere** Formen sind:
- Zerebrale Amyloid-Angiopathie (CAA)
- Hereditäre vaskulare Demenzerkrankungen

1.3.1 Ursachen der vaskulären Demenz

Die vaskuläre Demenz hat verschiedene Ursachen. Typische Ursachen sind
- Hypertonie
- Diabetes mellitus
- Arteriosklerose
- Vorhofflimmern
- Hyperlipidämie
- Nikotinabusus
- Schlaganfälle mit Verschluss einer Hirnarterie

1.3.2 Symptome der vaskulären Demenz

Die Symptome der vaskulären Demenz sind schrittweise fortschreitend und stellen sich, je nachdem welches Gehirnareal betroffen/geschädigt ist, wie folgt dar:
- Schwierigkeiten bei der Planung und Bewältigung einfacher Aufgaben
- Erschwertes Urteilsvermögen
- Verlangsamtes Denken
- Gedächtnisverlust (setzt später als bei der Demenz vom Alzheimer-Typ ein)

Sollten mehrere Schlaganfälle aufgetreten sein, können möglicherweise folgende Symptome ursächlich zutreffen:
- **Neurologische Ausfälle** aufgrund von Hirninfarkten, z. B. Monoparese, Hemiparese und Sprachstörungen (Aphasien)
- **Subkortikale arteriosklerotische Enzephalopathie**, z. B. breitbeiniger, kleinschrittiger Gang, Sturzneigung, Sprechstörungen, Schluckstörungen, Harninkontinenz
- **Multi-Infarkt-Demenz**, z. B. zu Beginn wechselnde Symptome: Reizbarkeit, Tinnitus und Kopfschmerzen), möglicherweise zu einem späteren Zeitpunkt Depressionen

1.3.3 Medikamentöse Therapie bei der vaskulären Demenz

Je nach Ursache werden folgende Medikamente eingesetzt (▶ Tab. 16).

Tab. 16: Medikamentöse Therapie bei der vaskulären Demenz

Ursache	Medikamentöse Therapie
Demenz vom Alzheimer-Typ und vaskuläre Demenz	• Acetyl-Cholinesterase-Hemmer: Rivastagmin, z. B. Exelon® • Glutamat-Antagonisten: Memantin, z. B. Axura®
Hypercholesterinämie	• Statine, z. B. Rosuvastatin®
Depression	• Antidepressiva: Mirtazapin, z. B. Remergil®

1.4 Frontotemporale Demenz (FTD)

Mit einem Nervenzelluntergang im Frontallappen (Stirnlappen) und des Temporallappens (Schläfenlappen) des Gehirns einhergehende Demenz, die zwischen dem 45. und 65. Lebensjahr beginnt.

1.4.1 Risikofaktoren der Frontotemporalen Demenz (FTD)

Die genetische Disposition wurde bei der Frontotemporalen Demenz (FTD) in 40 % beobachtet und in 10 % der Fälle nachgewiesen. Zudem sind Stoffwechselerkrankungen als Risikofaktor bekannt.

1.4.2 Typische Symptome der vaskulären Demenz

Bei der Frontotemporalen Demenz treten zunächst keine Gedächtnisstörungen auf. Betroffene fallen eher durch Verhaltensänderungen und Sprachstörungen auf. Es werden bei der Frontotemporalen Demenz Subtypen unterschieden (▶ Tab. 17).

Tab. 17: Subtypen der Frontotemporalen Demenz

Frontotemporale Demenz in der Verhaltensvariante (bvFTD) – Symptome	Primäre progressive Aphasie (PPA) – Symptome
Enthemmung: • Psychische Auffälligkeiten durch z. B. permanentes, grenzüberschreitendes Verhalten (inadäquates Witze-Machen) • Aggressive Ausbrüche • Berührung von fremden Menschen • Sexuelle Enthemmung • Ladendiebstahl Apathie: • Vernachlässigung der persönlichen Hygiene • Verlust des Interesses an der Arbeit • Verlust des Interesses an persönlichen Beziehungen und an Hobbys	Semantischer Typ: • Fortschreitender Verlust des Wörterverständnisses • Fortschreitender Verlust, Dinge zu benennen Agrammatischer Typ: • Zunehmende Sprechschwierigkeiten • Langsames Sprechen • Typisch ist Verstummen

Frontotemporale Demenz in der Verhaltensvariante (bvFTD) – Symptome	Primäre progressive Aphasie (PPA) – Symptome
Emotionale Abstumpfung • Verlust von Einfühlungsvermögen • Verlust von Sorge um andere Personen • Gleichgültigkeit, z. B. gegenüber Todesfällen Ritualisiertes Verhalten: • Wiederholung von Sätzen und Wörtern • Wiederholtes In-die-Hände-Klatschen • Horten von Utensilien • Veränderung der Ernährung • Unangemessenes Essen und Trinken • Übermäßiger Alkoholgenuss Andere Symptome: • Plötzliche Stimmungsschwankungen • Unruhezustände	Logopenischer Typ: • Wortfindungsstörungen beim Sprechen • Langsames und zögerliches Sprechen • Umständliche Umschreibung von fehlenden Wörtern

1.4.3 Medikamentöse Therapie bei der Frontotemporalen Demenz (FTD)

Es gibt bislang keine Medikamente, die den Krankheitsverlauf der Frontotemporalen Demenz (FTD) verlangsamen. Serotogene Antidepressiva haben sich bewährt, um Verhaltensauffälligkeiten der Betroffenen zu verringern (▶ Tab. 18).

Tab. 18: Übersicht ausgewählter Antidepressiva zur Behandlung der Frontotemporalen Demenz (FTD) zur Verringerung von Verhaltensauffälligkeiten

Antidepressiva	Beispiele
Selektiv angreifende Antidepressiva	• Citalopram, z. B. Cipramil® • Sertralin, z. B. Gladem®

Bei ausgeprägten Unruhezuständen werden Neuroleptika verabreicht (▶ Tab. 19).

Tab. 19: Übersicht ausgewählter Neuroleptika zur Behandlung der Frontotemporalen Demenz (FTD) bei ausgeprägten Unruhezuständen

Neuroleptika	Beispiele
Niedrigpotente Neuroleptika	Melperon, z. B. Melneurin ®
Atypische Neuroleptika	Quetiapin, z. B. Quentiax®

1.4.4 Nichtmedikamentöse Therapie der Frontotemporalen Demenz (FTD)

- Spaziergänge
- Musik
- Tanz
- Kunst
- Sport
- Wanderungen

1.5 Lewy-Körperchen-Demenz

Bei der Lewy-Körperchen-Demenz handelt es sich um eine Demenz, die mit einer Veränderung in der Hirnstruktur (Einschlüsse von Eiweißresten) einhergeht. Sie manifestiert sich ca. ab dem 60. Lebensjahr. Es gibt keine gesicherten Risikofaktoren.

1.5.1 Ursachen der Lewy-Körperchen-Demenz

Bei der Lewy-Körperchen-Demenz stören Proteinablagerungen die Kommunikation im Gehirn. Diese werden nicht mehr richtig abgebaut und lagern sich im Großhirn (Cerebrum) in der Substantia Nigra ab und führen zum Absterben von Nervenzellen.

>
> **Info**
> Funktion des Großhirns: Sitz des Bewusstseins und kognitiver Fähigkeiten (z. B. Sprache, Emotion, Gedächtnis, Planung und Durchführung von Bewegungen).

1.5.2 Symptome der Lewy-Körperchen-Demenz

Typische Symptome der Lewy-Körperchen-Demenz sind zu Beginn der Erkrankung vermehrt:
- Wahnvorstellungen
- Halluzinationen
- Sehen, z. B. von Menschen, Tiere oder Dinge, die nicht real vorhanden sind
- In wenigen Fällen akustische Halluzinationen

Weitere typische Symptome der Lewy-Körperchen-Demenz:
- Muskelzittern (Tremor)
- Muskelsteifheit (Rigor)
- Übergebeugte Haltung nach vorn, die zur Sturzneigung führen kann
- Kleinschrittiger Gang, der zur Sturzneigung führen kann
- Wechselnde Aufmerksamkeitsdefizite
- Verlangsamte Bewegungen (Hypokinese)
- Probleme im räumlich-optischen Vorstellungsvermögen

Symptome im späteren Verlauf:
- Gedächtnisstörungen
- Abnahme der Sprachfähigkeit
- Schluckstörungen
- Vermehrte Stürze und kurzzeitige Bewusstlosigkeit (Synkopen)

Lewy-Körperchen-Demenz

> **Wichtig**
>
> Die Verabreichung von Neuroleptika kann zu lebensbedrohlichen Zuständen mit vegetativen Entgleisungen und akinetischer Krise führen.

1.5.3 Medikamentöse Therapie der Lewy-Körperchen-Demenz

Für die Behandlung der Lewy-Körperchen-Demenz gib es noch keine Medikamente. Da typische Parkinsonsymptome, wie z. B. Muskelstarre und Muskelzittern auftreten können, werden u. a. Antiparkinsonmedikamente eingesetzt. Tabelle 20 stellt Medikamente dar, die bei der Lewy-Körperchen-Demenz eingesetzt werden.

Tab. 20: Medikamentöse Therapie bei der Lewy-Körperchen-Demenz

Gegen die Symptome	Medikamente
Zur Verbesserung der Kognitiven Leistungsfähigkeit	Acetyl-Cholinesterase-Hemmer • Rivastagmin, z. B. Exelon® • Donepezil, z. B. Aricept®
Zur Verbesserung der motorischen Symptome	L-Dopa (Dopaminergikum) • L-Dopa + Benserazid, z. B. Madopar® • L-Dopa + Benserazid, z. B. Levodopa Comp®
Zur Verbesserung der psychotischen Störungen	Atypische Neuroleptika • Quetiapin, z. B. Quentiax®

Tab. 21: Übersicht möglicher Nebenwirkungen ausgewählter Antiparkinsonmedikamente

Medikamente	Nebenwirkung
L-Dopa + Benserazid, z. B. Madopar® **UND** L-Dopa + Benserazid, z. B. Levodopa Comp®	• Fieberhafte Infektionen • Bronchitis • Schnupfen • Schlafstörungen • Depression • Halluzination • Ängstlichkeit

Pflegerische Konsequenzen bei der Medikation von Antiparkinsonmedikamenten

Pflegefachpersonen sollten auf mögliche Nebenwirkungen achten, die jedoch bei langsamer Dosissteigerung erst nach ca. zwei bis drei Wochen einsetzen. Die Beobachtung psychischer Veränderungen sowie Verhaltensauffälligkeiten ist unumgänglich. Sie sind dem ärztlichen Personal sofort mitzuteilen, sodass eine mögliche Dosisreduzierung oder Medikamentenumstellung eingeleitet werden kann. Um die Einnahme, trotz möglicherweise auftretender Nebenwirkungen zu gewährleisten, ist es wichtig, im Rahmen eines Informationsgesprächs neben der betreffenden Person z. B. Angehörige, Bezugspersonen und Betreuungspersonen in die medikamentöse Therapie mit einzubeziehen, zu unterstützen und hilfreiche Gegenmaßnahmen bezüglich der Nebenwirkungen zu erklären. Eine Unter- bzw. Überdosierung ist zu vermeiden. Achten Sie daher auf die Anzeichen (▶ Tab. 22).

Tab. 22: Übersicht möglicher Anzeichen einer Unter- bzw. Überdosierung von Antiparkinsonmedikamenten

Anzeichen einer Unterdosierung	Anzeichen einer Überdosierung
• Muskelzittern (Tremor) • Muskelsteifheit (Rigor) • Verlangsamung von Bewegungen (Hypokinese) • Bewegungsstarre (Akinese) • Verlangsamtes Denke und Sprechen • Salbengesicht	• Unruhe • Schlaflosigkeit • Halluzinationen

1.5.4 Nichtmedikamentöse Therapie der Lewy-Körperchen-Demenz

Die nichtmedikamentöse Therapie der Lewy-Körperchen-Demenz ist der medikamentösen Therapie bei Menschen mit Demenz gleichgestellt und ermöglicht es den Betroffenen, so lange wie möglich am gesellschaftlichen Leben teilzuhaben. Es gibt typische nicht-medikamentöse Therapien:
- Physiotherapie
- Ergotherapie
- Verhaltenstherapie
- Musiktherapie
- Realitäts-Orientierungstraining
- Tiergestützte Therapie
- Snoezelen

Im Rahmen der Arbeit mit Menschen mit Demenz werden verschiedene nichtmedikamentöse Konzepte angewendet. Folgende Konzepte in der Arbeit von Menschen mit Demenz haben sich bewährt:
- Biografiearbeit und Erinnerungspflege
- Personenzentrierter Ansatz im Umgang von Menschen mit Demenz nach Tom Kitwood
- Psychobiografisches Pflegemodell nach Erwin Böhm
- Validation nach Naomi Feil

2 Pflegerische Besonderheiten bei Menschen mit demenziellen Erkrankungen

Jacqueline Stiehl

Die pflegerische Versorgung von Menschen mit demenziellen Erkrankungen erfordert spezielle Kompetenzen, da sie sehr anspruchsvoll und herausfordernd sein kann. Für die betreffenden Menschen gilt es, die Lebensqualität zu erhalten sowie zu fördern und ihre Selbstbestimmung zu wahren.

> **Fazit** Lebensqualität erhalten
>
> Stellen Sie die betroffene Person in den Mittelpunkt, versuchen Sie sie zu verstehen, nehmen Sie ihre Emotionen wahr, erkennen Sie ihre Bedürfnisse und reagieren Sie darauf.

2.1 Übung: Erinnerungen

Ihre eigenen Erinnerungen machen Sie zu dem Menschen, der Sie heute sind. Sie repräsentieren, was Sie im Leben gelernt, was Sie mit anderen Menschen erlebt haben und wie Sie persönlich zu Dingen stehen. Ihre Erinnerungen sind sinn- und identitätsstiftend.

Übung

Stellen Sie sich für meinen Moment vor, dass all Ihre Erinnerungen verloren gehen.

Notieren Sie Ihre Gedanken.

2.2 Biografiearbeit als Konzept im Umgang mit an Demenz erkrankten Menschen

Die individuelle Biografie/Lebensgeschichte ist ein sensibles Gut, mit der vertrauensvoll umgegangen werden sollte. Biografiearbeit ist ein Konzept zum besseren Verstehen, zur Kommunikation, zur Stärkung der Identität und geistigen Aktivierung der Pflegeempfänger*innen. Sie stellt keine Formalität dar, sondern bedarf eines geschulten und sensiblen Umgangs. Die Voraussetzungen für dieses Konzept sind Vertrauen sowie Zeit und Raum zum Hinhören und Verstehen. Mit bestimmten Anstößen von außen, z. B. durch Musik, Gerüche, Erzählungen oder Gegenstände, kann an Erinnerungen angeknüpft werden. Ebenso kann der Besuch von bekannten/vertrauten Orten dazu beitragen, Erinnerungen zu wecken. Die Biografiearbeit umfasst u. a. folgende Bereiche:
- Name
- Herkunft
- Auszug aus dem Elternhaus und nachfolgende Wohnorte
- Soziale Kontakte

- Schulzeit
- Berufliche Aspekte, z. B. Berufsentscheidung, Arbeitsplätze
- Liebe, z. B. besonders prägende Beziehungen, Hochzeit
- Hobbys, persönliche Interessen und Vorlieben
- Gewohnheiten und Rituale, z. B. Wochenstruktur, Feiertage
- Lieblingsspeisen und Lieblingsgetränke
- Höhepunkte im Leben, z. B. Hochzeit, Geburten
- Krisensituationen
- Verlusterfahrungen

 Übung

Denken Sie an einen Ihrer Praxiseinsätze. Lebenserfahrungen werden bei einigen Menschen sichtbar. Sie haben sicher auch schon oft die Aussage gehört: »*Der/dem ist das Leben ins Gesicht geschrieben!*«
Fällt Ihnen eine Person ein, wo diese o. g. Aussage zutrifft?

Machen Sie sich dazu Notizen.

_____

_____

_____

_____

Zu den Gesichtern gehören auch immer Stimmen, Mimik und Gestik Bewegungen und die verbale Kommunikation.

2.2.1 Fallbeispiel: Die Gegenwart aus der Vergangenheit und Zukunft verstehen

Frau L., körperlich ziemlich gesund und rüstig, jedoch zeitweise örtlich und zeitlich desorientiert, lebt seit drei Jahren in einem Pflegeheim, fernab von Freunden und Bekannten. Die Pflegefachpersonen berichten, dass Frau L. unausstehlich sei, sie schimpft und meckert den ganzen Tag und benutzt dabei schlimmste Kraftausdrücke und Beleidigungen. Am Essen setzt sie grundsätzlich etwas aus, verweigert oft den »Fraß« und speist an einem anderen Ort, findet jedoch danach den Weg nicht allein zurück. Glücklicherweise findet sich immer eine Person, die sie zurück ins Pflegeheim begleitet.

In der letzten Zeit wird Frau L. gelegentlich abends von einem jüngeren Mann begleitet. Aus der Biografie ist bekannt, dass Frau L. früher in der DDR als Modistin gearbeitet, später in die BRD übersiedelte und eine Anstellung an einem Kiosk gefunden hat. Sie legte stets großen Wert auf ihr modisches Erscheinungsbild und ihr Make-Up. Heute lebt Frau L. mit einer anderen Dame in einem kleinen Doppelzimmer und muss sich in den Tagesablauf einordnen und akzeptieren, was ihr geboten wird. Im Pflegeheim ist sie eine unter vielen Personen, (aufgrund ihrer Verhaltensweisen) nicht gern gesehen und längst nicht mehr die anerkannte und elegante Modistin. Die Pflegefachpersonen können nur erahnen, wie sich Frau L. fühlt, was sie vermissen könnte und durch ihr Verhalten demonstriert.

Die Pflegefachpersonen überlegen sich folgende Strategie: Sie wünschen Frau L. einen schönen Nachmittag, wenn sie das Haus verlässt, anstatt sie am Weggehen zu hindern. Sie fragen sie, was sie gern essen möchte, ohne ihr einfach das Essen vorzusetzen. Sie fragen sie, was sie gern anziehen möchte und registrieren aufmerksam, wenn sie es allein geschafft hat, sich frische Sachen anzuziehen und loben sie dafür, wie schick sie aussieht. Zudem wollen sie ein Gespräch über den Beruf Modistin führen.

Übung

Überlegen Sie, wie sich das Verhalten/die Strategie der Pflegefachpersonen auf Frau L. auswirken kann.

Machen Sie sich dazu Notizen.

_____

_____

_____

Nach diesen (s. o.) konkreten Maßnahmen und deren Umsetzung, wird Frau L. zugänglicher und freundlicher. Frau L. isst die von ihr selbst gewählten Speisen. Als sie eines Tages im Sessel am Eingang sitzt, gratuliert ihr eine Pflegefachperson zum Geburtstag und erwähnt ihre schöne Bluse. Frau L. strahlt daraufhin und äußert, dass der Bürgermeister auch schon zur Gratulation dagewesen sei …

2.2.2 Biografiearbeit im Pflegealltag

Im Pflegealltag können durch aufmerksame Beobachtungen in kleinen Augenblicken die Prägungen des Lebens und die Persönlichkeit eines Menschen erlebt werden.

Beispiel | **Ein Sofakissen**

»Da erinnert das Sofakissen von Frau K. daran, dass sie eine Wohnstube besaß, die nur dann geöffnet wurde, wenn sich Besuch angemeldet hatte. Die prüfenden Augen, ob die Pflegefachperson bei dem Richten des Bettes, das Kissen mit dem richtigen Knick auf das Bett gelegt werden würde, könnte z. B. Anlass für ein Gespräch über weitere Geschichten aus dem Alltagsleben ihrer Familie sein.«

* Blimlinger E et al. (1996): Lebensgeschichten. Vincentz, Hannover, S. 92

Nehmen Sie sich im nächsten Praxiseinsatz einen Augenblick Zeit und beobachten Sie die Pflegeempfängerin vor dem Hintergrund ihrer Lebensgeschichte/der Biografie. Machen Sie sich gern nachträglich Notizen.

2.2.3 Methoden der Biografiearbeit

Im pflegerischen Alltag haben sich folgende Methoden der Biografiearbeit bewährt:
- Anwendung von Düften bei der Körperpflege, z. B. Nutzung von Ölen
- Anschauen von Fotoalben und/oder persönlichen Schmuckstücken
- Gestaltung des Umfeldes, z. B. Erinnerungsecken einrichten (Fotoalben, Gegenstände, Möbelstücke)
- Musizieren mit Liedern, z. B. Kinder-, Weihnachts-, Wanderlieder

2.2.4 Wichtige Aspekte während der Umsetzung der Biografiearbeit

Innerhalb der Biografiearbeit sind die zwei Elemente »Erzählen« und »Hinhören« von elementarer Bedeutung. Pflegefachpersonen sollten Menschen das Gefühl vermitteln, wahres Interesse zu zeigen und hinzuhören. Zudem ist eine offene Kommunikation empfehlenswert, um Vertrauen herzustellen und die Beziehung langfristig zu fördern (▶ Tab. 23).

Tab. 23: Aspekte einer offenen Kommunikation

Aspekte	Erklärung/Begründung
Aktiv hinhören	Nonverbale Zeichen setzen, z. B. Kopfnicken, Blickkontakt halten
Blickkontakt herstellen	Beobachtung nonverbaler Reaktionen bzw. Gesten
Stellen offener Fragen	Person wird zum weiterreden animiert/ermutigt, das Gespräch wird damit aufrecht erhalten
Gehörte Aspekte zusammenfassen	Mit eigenen Worten wiederholen

Weitere Tipps im Rahmen der Biografiearbeit

Sollten die an Demenz erkrankten Menschen die Erlebnisse wiederholen, bleiben Sie geduldig. Lassen Sie während des Biografiegesprächs keine eigenen Wertungen und Urteile einfließen. Nutzen Sie ggf. auch Gespräche mit den Angehörigen. Diese können helfen, ihre persönlichen Erfahrungen und gemeinsam erlebte Momente zu schildern. Die Biografiearbeit verfolgt folgende Ziele:

- Suche bzw. Festigung der Identität der Pflegeempfänger*innen
- Erfassung der Wünsche und Bedürfnisse der Pflegeempfänger*innen
- Rückverfolgung des Lebens der Pflegeempfänger*innen
- Verbesserung der Kommunikationsfähigkeit
- Aktivierung und Förderung von kognitiven Prozessen
- Bilanzierung des Lebens
- Verringerung von Einsamkeit (▶ Kap. 8.2)

2.3 Der Expertenstandard Beziehungsgestaltung in der Pflege von Menschen mit Demenz

Im Folgenden finden Sie einige Fragen und Antworten zum Expertenstandard Beziehungsgestaltung in der Pflege von Menschen mit Demenz[6]. Versuchen Sie doch einmal, die Antworten zunächst selbst zu finden.

Wer gehört zur Zielgruppe des Expertenstandards?

Die Zielgruppe des Expertenstandard Beziehungsgestaltung in der Pflege von Menschen mit Demenz sind alle Menschen mit einer diagnostizierten Demenzerkrankung und Menschen, die zu Beginn des pflegerischen Auftrages bzw. im Verlauf Anzeichen von einer Demenz zeigen, ohne dass eine Demenz diagnostiziert worden ist.

---

[6] Vgl. Deutsches Netzwerk für Qualitätsentwicklung in der Pflege (DNQP) (Hrsg.) (2019): Expertenstandard Beziehungsgestaltung in der Pflege von Menschen mit Demenz. Osnabrück
https://www.dnqp.de/fileadmin/HSOS/Homepages/DNQP/Dateien/Expertenstandards/Demenz/Demenz_SD_Literaturstudie-Anlage.pdf

Welche Personen sind die Anwender*innen des Expertenstandards?
Anwender*innen des Expertenstandards sind Pflegefachpersonen ohne eine spezielle Weiterbildung im gerontopsychiatrischen Bereich.

Welche Personengruppen können je nach Wunsch und Möglichkeit bei der Pflege mit einbezogen werden?
In die Pflege können auch Angehörige, insbesondere pflegende Angehörige, mit einbezogen werden.

Welche Funktion nehmen Angehörige, insbesondere pflegende Angehörige, ein?
Angehörige, insbesondere pflegende Angehörige, haben folgende Funktion:
- Adressaten der Pflegefachpersonen
- Sie werden z. B. informiert, angeleitet oder beraten
- Eine wichtige Ressource für den Menschen mit Demenz
- Mitwirkende in der Umsetzung pflegerischer Maßnahmen

Aus welchem Grund stellen Angehörige, insbesondere pflegende Angehörige, eine Ressource für den Menschen mit Demenz dar?
Angehörige, insbesondere pflegende Angehörige, stellen eine Ressource für den Menschen mit Demenz dar, da sie den Pflegefachpersonen bedeutsame biografische Hintergründe zu den Gewohnheiten und Wertevorstellungen des Menschen mit Demenz geben können. Des Weiteren sind sie in der Lage, verbal oder durch Verhalten geäußerte Bedürfnisse des Menschen mit Demenz einzuschätzen und durch Mitwirkung an pflegerischen Maßnahmen interaktive Beiträge zu seiner Lebenswelt und Beziehungsgestaltung zu leisten (▶ Kap. 7.6).

Wie können sich mit einer Demenz einhergehende Veränderungen für Betroffene und ihre Angehörigen zeigen?
Die mit einer Demenz einhergehenden Veränderungen für Betroffene und ihren Angehörigen können sich in der Interaktion und Kommunikation, vor allem in der Beziehungsgestaltung zeigen. Zudem beeinträchtigen sie die Fähigkeiten von Menschen mit Demenz, sich zu orientieren, zu verstehen, zu beurteilen und wirken sich auf das emotionale sowie soziale Verhalten aus.

Welcher Aspekt wird im Expertenstandard *nicht* ausdrücklich beschrieben?

Nicht ausdrücklich beschrieben wird in diesem Expertenstandard spezifisches pflegerisches Handeln in Situationen, in denen Menschen mit Demenz soziales und emotionales Verhalten zeigen, das aus Sicht der Pflegefachpersonen oder der Angehörigen als problematisch, störend und damit herausfordernd erlebt wird.

Zeigen Sie Aspekte auf, die *nicht* Mittelpunkt des Expertenstandard sind!

Die folgenden Aspekte sind nicht Mittelpunkt dieses Expertenstandards:
- Palliativversorgung als spezifische Aufgabe von Menschen mit Demenz
- Spezifische Beziehungsbedarfe von Menschen mit Frontotemporaler Demenz (FTD)

Was kann laut der Expertenarbeitsgruppe herausfordernd erlebtes Verhalten hervorrufen bzw. befördern?

Laut der Expertenarbeitsgruppe kann herausfordernd erlebtes Verhalten durch mangelnde Bedürfnis- und Beziehungsorientierung hervorgerufen bzw. gefördert werden.

Welche Aspekte bilden die notwendige Grundlage für die Einflussnahme auf herausfordernd erlebtes Verhalten?

Person-zentrierte und beziehungsgestaltende Maßnahmen bilden die wertvolle Basis für den Umgang mit herausforderndem Verhalten.

Was fordert der Expertenstandard von Pflegefachpersonen?

Dieser Expertenstandard fordert von Pflegefachpersonen eine person-zentrierte Pflege von Menschen mit Demenz.

Welche Haltung sollten Pflegefachpersonen einnehmen?

Pflegefachpersonen sollten eine Haltung annehmen, die die Person in den Mittelpunkt stellt und sie als einzigartiges Subjekt mit einem individuellen Unterstützungs- und Beziehungsbedarf sieht.

Was bedeutet Personsein im Kontext von Demenz laut dem Expertenstandard?

Tab. 24: Personsein im Kontext von Demenz

Personsein	Erklärung
Personsein zeigt sich	… in einer von Akzeptanz, Vertrauen und Respekt geprägten Dynamik, mit der Menschen miteinander in Kontakt sind
Personsein beschreibt	… Interaktionen und Kommunikation, indem bestehende Unterschiede zwischen den Menschen irrelevant sind
Personsein bedeutet	… die gelingende Einbindung in Sozialbeziehungen

Info
Bei Menschen mit Demenz sind die Bemühungen um den Erhalt des Personseins zu verstärken.

Pflegefachpersonen haben die Aufgabe, den Menschen mit Demenz als gleichberechtigtes Gegenüber wahrzunehmen und anzuerkennen. Wozu tragen Pflegefachpersonen bei?

Wenn Pflegefachpersonen den Menschen mit Demenz als gleichberechtigtes Gegenüber wahrnehmen und anerkennen, tragen sie zur Aufrechterhaltung des Personseins bei. Sie erhalten und fördern das Gefühl des Menschen mit Demenz, gehört, verstanden und angenommen zu werden sowie mit anderen Personen verbunden zu sein.

Nennen Sie die Qualitätsdimensionen nach Donabedian, nach denen der Expertenstandard aufgebaut ist!

Der Expertenstandard Beziehungsgestaltung in der Pflege von Menschen mit Demenz ist nach den drei Qualitätsdimensionen Strukturqualität, Prozessqualität und Ergebnisqualität aufgebaut.

2.4 Übung: Aussagen und Qualitätsdimensionen

Ordnen Sie die folgenden Aussagen den Qualitätsdimensionen nach Donabedian zu.

Strukturqualität (S) | Prozessqualität (P) | Ergebnisqualität (E)

Tab. 25: Aussagen und Qualitätsdimensionen

Aussagen	Zuordnung
Der Mensch mit Demenz wird durch eine person-zentrierte Haltung der Pflegenden in seiner Einzigartigkeit wahrgenommen.	
Die Pflegefachkraft informiert, leitet an oder berät den Menschen mit Demenz entsprechend seiner Fähigkeiten über beziehungsfördernde und -gestaltende Angebote.	
Die Pflegefachkraft verfügt über das Wissen und Kompetenzen zur Information, Anleitung und Beratung über beziehungsfördernde und -gestaltende Angebote sowie deren Einbindung in Alltagssituationen.	
Die Pflegefachkraft plant auf Basis einer Verstehenshypothese unter Einbeziehung des Menschen mit Demenz und seiner Angehörigen sowie den beteiligten Berufsgruppen individuell angepasste beziehungsfördernde und -gestaltende Maßnahmen.	
Die Pflege des Menschen mit Demenz wird beziehungsfördernd und gestaltend durchgeführt.	
Die Pflegefachkraft hat eine person-zentrierte Haltung in der Pflege von Menschen mit Demenz entwickelt.	

Lösung siehe Anhang (▶ S. 156)

2.5 Verhaltenstipps im Umgang mit an Demenz erkrankten Menschen

Es gibt zahlreiche Verhaltenstipps im Umgang mit an Demenz erkrankten Menschen. Hören Sie genau hin, fühlen Sie sich in die Menschen ein, seien Sie geduldig und respektvoll. Geben Sie in kurzen Sätzen klare Anweisungen und strukturieren Sie klar den Tagesablauf. Vermeiden Sie lange, komplizierte Schachtelsätze sowie Unterforderungen. Setzen Sie Hinweisschilder, gut lesbare Uhren sowie Kalender ein und sorgen Sie vor allem in der Nacht für eine kleine Beleuchtung, die eine bessere Orientierung ermöglicht.

Vermeiden Sie einen ständig laufenden Fernseher und/oder Musik bzw. Stimmen aus dem Radio. Diese Sinneseindrücke können ggf. bei den an Demenz erkrankten Menschen zu Verwirrungen führen. Schaffen Sie Zeiten der Ruhe und Entspannung. Beziehen Sie in Beschäftigungsangebote die Biografiearbeit ein und lassen Sie die Lieblingsbeschäftigungen öfter ausführen.

Tipp
Weitere Verhaltenstipps lesen Sie unter:
https://alzheimer4teachers.de/wp-content/uploads/2021/02/Alzheimerandyou_Verhaltenstipps-von-A-Z.pdf
Umgang und Kommunikation:
https://www.deutsche-alzheimer.de/mit-demenz-leben/umgang-und-kommunikation

2.5.1 Elf Tipps zur besseren Verständigung mit Menschen mit Demenz

Folgende Aspekte in Tabelle 26 zeigen elf Tipps zur besseren Verständigung mit Menschen mit Demenz auf:

Tab. 26: Elf Tipps zur besseren Verständigung mit Menschen mit Demenz*

	Tipps
1	»Führen Sie das Gespräch auf gleicher Augenhöhe.
2	Seien Sie freundlich und zugewandt.
3	Verwenden Sie einfach und kurze Sätze.
4	Sprechen Sie langsam und deutlich.
5	Unterstreichen Sie Ihre Worte durch Gesten und Mimik.
6	Achten Sie auch auf die Gefühle, die mitschwingen.
7	Lassen Sie sich Zeit zum Antworten.
8	Hören Sie aufmerksam zu und achten Sie auf die Körpersprache.
9	Sagen oder fragen Sie immer nur eine Sache auf einmal.
10	Stellen Sie keine Warum-, Weshalb-, Wann oder Wo-Fragen.
11	Zeigen Sie Anerkennung für das, was gelungen ist und weisen Sie nicht auf Fehler hin.«
*	https://www.deutsche-alzheimer.de/fileadmin/Alz/pdf/Flyer_und_Dokumente/11_Tipps_zur_besseren_Verstaendigung.pdf

3 Delir

Jacqueline Stiehl

Unter einem Delir wird eine akute organisch bedingte psychische Störung mit Bewusstseinsstörungen und kognitiven Beeinträchtigungen verstanden. Ein Delir stellt einen lebensbedrohlichen Zustand dar und gilt als Notfall. Verschiedene Ursachen können ein Delir hervorrufen. Tabelle 27 zeigt mögliche Ursachen eines Delirs.

Tab. 27: Mögliche Ursachen eines Delirs

Ursachen	Erklärungen
Intoxikationen (Vergiftungen)	Medikamente: • Anticholinergika • Antidepressiva • Antihypertensiva • Benzodiazepine • Opioide • Trizyklische Antidepressiva

Prädisponierende Faktoren	• Höheres Lebensalter
	• Schlaganfall
	• Demenz
	• Morbus Parkinson
	• Schädel-Hirn-Trauma
	• ZNS-Infektionen, z. B. Meningitis
	• Sensorische Störungen
	  – Beeinträchtigtes Hörvermögen
	  – Beeinträchtigtes Sehvermögen

Infektionen	• Pneumonie • Harnwegsinfektionen

Ursachen	Erklärungen
Verletzungen	• Verbrennungen • Verletzungen • Unterkühlung
Stoffwechselstörungen	• Hyperglykämie • Hyperkalzämie • Hypoxie
Substanzentzug	• Alkoholentzug • Benzodiazepine
Endokrine Erkrankungen	• Hyperthyreose • Hypothyreose
Andere Ursachen	• Fieber • Veränderung der Umgebung • Schlafentzug • Langer Aufenthalt auf einer Intensivstation (ITS)

3.1 Symptome eines Delirs

Ein Delir zeichnet sich durch folgende Symptome aus:
- Bewusstseinsstörung (Zeitliche, örtliche und/oder persönliche Desorientierung)
- Schwierigkeiten bei der Fokussierung, der Aufrechterhaltung der Aufmerksamkeit
- Halluzinationen
- Wahnvorstellungen
- Schlafstörungen
- Unruhe
- Tachykardie
- Zittern
- Übelkeit
- Erbrechen

Info
Ein Delir kann über Minuten bis Stunden andauern. Die Symptome gehen möglicherweise tagsüber zurück und verstärken sich in der Nacht.

3.2 Das Delir in der Geriatrie

Bei älteren Menschen tritt ein Delir häufiger auf, v. a. während eines Klinikaufenthaltes, weil Stress jeglicher Art cholinerge Funktionen beeinträchtigt und dementsprechend zum Delir beiträgt. Zudem lassen einige altersbedingte Veränderungen, z. B. eine erhöhte Empfindlichkeit gegenüber Medikamenten wie Sedativa und Anticholinergika, sowie Erkrankungen, die das Risiko eines Delirs erhöhen, z. B. Schlaganfall und Demenz, ältere Menschen anfälliger für ein Delir werden. Wichtig ist, dass die Verwirrtheit als ein Symptom des Delirs bei älteren Menschen schwieriger zu erkennen ist, da sie eher ruhiger werden und sich zurückziehen. Die ersten Symptome eines Delirs bei älteren Menschen können Unachtsamkeit und Gedächtnisstörungen sein. In der Regel dauern das Delir und die darauffolgende Genesung bei älteren Menschen länger.

Info
Bei älteren Menschen sollte bei Gedächtnisbeeinträchtigungen oder bei Beeinträchtigungen der Aufmerksamkeit ein Delir in Betracht gezogen werden.

Auf Intensivstationen ist dabei oft das Durchgangssyndrom anzutreffen. Folgende Ursachen können bei älteren Menschen zu einem Delir führen:
- Dehydratation
- Schmerzen
- Harnwegsinfektionen
- Harnverhalt
- Obstipation
- Vitamin-B12-Mangel
- Schlafmangel
- Stress

Da das Delir oft nicht rechtzeitig erkannt wird, zeigt Tabelle 28 die Unterschiede zwischen Delir und Demenz auf.

Tab. 28: Unterschiede zwischen Delir und Demenz

Merkmal	Delir	Demenz
Beginn	• Plötzlicher, akuter Beginn • Definierter Anfangspunkt	• Schleichend (über Monate und Jahre) • Unsicherer Anfangspunkt
Orientierung	• Zeitliche Orientierung vor allem eingeschränkt	• Häufig zunächst zeitliche Orientierung eingeschränkt
Sprache	• Hyperaktives Delir: gesteigerter Redefluss • Stilles Delir: reduzierter Redefluss	• Zunehmende Wortfindungsstörungen • Im weiteren Verlauf: Ein-Wort-Sätze bis hin zu Verstummen
Bewusstsein	• Getrübt	• Unauffällig
Körperliche Symptome	• Herzklopfen • Schweißneigung • Zittern	• Meist unauffällig
Schlafstörungen	• Sehr häufig	• Möglich

3.2.1 Medikamentöse Therapie

Tab. 29: Medikamentöse Therapie bei einem Delir

Symptome	Medikamente
Unruhezustände, in der Akutphase	• Haloperidol, z. B. Haldol® • Risperidon, z. B. Risperdal®
Bei stärkster Unruhe	• Lorazepam, z. B. Tavor®
Alkoholentzugsdelir	• Clomethiazol, z. B. Distraneurin

Die o. g. Medikamente werden nicht bei Morbus Parkinson oder Lewy-Körperchen-Demenz verabreicht. Bei Morbus Parkinson oder Lewy-Körperchen-Demenz kommt es zur Gabe von Quetiapin, z. B. Quentiax®.

3.3 Übungen

3.3.1 Nennen Sie *vier* allgemeine Symptome einer demenziellen Erkrankung

1. _____

2. _____

3. _____

4. _____

Lösung siehe Anhang (▶ S. 156)

3.3.2 Ordnen Sie den *vier* allgemeinen Symptomen jeweils *drei* Beispiele zu

Tab. 30: Allgemeine Symptome eines Delirs und Beispiele

Allgemeine Symptome	Beispiele
	• _____ • _____ • _____
	• _____ • _____ • _____
	• _____ • _____ • _____
	• _____ • _____ • _____

Lösung siehe Anhang (▶ S. 157)

3.3.3 Fallbeispiel: Frau Heller wollte sich mit dem Kamm ihren einzigen Zahn putzen

Sie haben Frühdienst auf der chirurgischen Station und erhalten von der Pflegefachperson Klara Lohse den Auftrag, Frau Gudrun Heller (92 Jahre) – Zustand nach Gangstörungen und Sturz und operativer Versorgung des Oberschenkelhalses – bei der Körperpflege und dem Essen zu unterstützen. Aus der Pflegedokumentation erfahren Sie, dass Frau Heller seit vielen Jahren an einer Hypertonie sowie an einem Diabetes mellitus Typ II leidet, seit 60 Jahren täglich 20 Zigaretten raucht und eine Hemiparese aufweist. Zudem wurde eine Mischform der Demenz diagnostiziert.

Klara Lohse sagt zu Ihnen: »*Schauen Sie erstmal, wie Frau Heller heute drauf ist. Gestern war sie total verwirrt und wollte sich mit dem Kamm ihren einzigen Zahn putzen ... Nach der Körperpflege stellen Sie bitte noch das Frühstück hin ... obwohl, nein reichen Sie Frau Heller besser das Frühstück. Gestern saß sie 30 Minuten vor dem Teller und hat ihre Suppe nicht gegessen, obwohl der Löffel direkt neben dem Teller lag. Ich habe sie ermuntert, jedoch hatte sie wohl keinen Appetit. Deshalb habe ich das Frühstück dann einfach abgeräumt.*«

Sie gehen zu Frau Heller und finden deren Tochter Hilda Fröhlich (65 Jahre) am Bett sitzend vor. Sogleich berichtet sie Ihnen: »*Ich mache mir sehr große Sorgen um meine Mama. Sie müssen wissen, dass sie seit einiger Zeit ständig unsere Verabredungen (sonntags) zum Mittagessen vergisst, obwohl sie seit 20 Jahren jeden Sonntag zum Mittagessen zu uns kommt (sie muss doch dafür nur über den Flur gehen). Und dann stets diese plötzlichen Stimmungsschwankungen ... Sie war früher nie aggressiv. Übrigens ist meine Mama halbseitig gelähmt ... also bitteschön vorsichtig sein. Ich verstehe nicht, aus welchem Grund sie einfach aufgestanden und daraufhin gestürzt ist. Ach so, und diese Sprachstörungen sind auch sehr seltsam. Sie war doch früher Deutschlehrerin und hat immer so gut gesprochen.*«

Aufgabe zum Fallbeispiel

Aufgabe 1: Nennen Sie die Form der Demenz, an der Frau Heller leidet

---

Aufgabe 2: Belegen Sie anhand konkreter Textpassagen, warum Frau Heller an einer Mischform leidet.

Tab. 31: Belege für die Tatsache, dass Frau Heller an einer Mischform der Demenz leidet

Formen der Demenz	Belegung durch Textpassagen
	• _____ • _____ • _____ • _____ • _____ • _____ • _____
	• _____ • _____ • _____ • _____ • _____

Lösung siehe Anhang (▶ S. 158)

3.3.4 Übung zu den Schweregraden der Demenz vom Alzheimer-Typ

Nennen Sie die Schweregrade der Demenz vom Alzheimer-Typ.

- _____
- _____
- _____

Lösung siehe Anhang (▶ S. 159)

Ordnen Sie den *Schweregraden* der Demenz vom Alzheimer-Typ *jeweils (mindestens) drei Merkmale* zu

Tab. 32: Schweregrade der Demenz und Merkmale

Schweregrade	Merkmale
	- _____ - _____ - _____
	- _____ - _____ - _____
	- _____ - _____ - _____

Lösung siehe Anhang (▶ S. 159)

4 Demenz und Schmerz

Jacqueline Stiehl

Da Menschen mit Demenz im Verlauf ihrer Erkrankung möglicherweise in ihrer Konzentration, ihren Gedächtnisleistungen, ihrem Sprachvermögen und ihrer körperlichen Befindlichkeit eingeschränkt sind, können die Betroffenen oft nicht mehr genau benennen oder zeigen, wo die Schmerzen auftreten. Sie können auch nicht mehr benennen, ob diese z. B. stechend oder brennend sind. Zudem ist die Erinnerung an frühere Schmerzereignisse oft schwierig. Menschen mit Demenz können auf die Frage nach Schmerzen mit »Nein« antworten, weil sie diese Frage einfach nicht verstehen. Beobachten Sie deshalb den Menschen genau, achten Sie beispielsweise auf die Körperhaltung, den Gesichtsausdruck und Lautäußerungen, wie z. B. »Aua, Aua«.

Folgende Beobachtungsbögen eignen sich bei Menschen mit Demenz:
- BESD (Beurteilung von Schmerzen bei Demenz)
- BISAD (Beobachtungsinstrument für das Schmerzmanagement bei alten Menschen und Demenz)
- ZOPA (Zurich Observation Pain Assessment).

Die Schmerzerfassung bei Menschen mit Demenz ist abhängig von den individuellen Fähigkeiten. Die Kommunikation stellt einen Eckpfeiler in der Schmerzerkennung dar. Folgende Tipps helfen Ihnen, mögliche Schmerzen bei Pflegeempfänger*innen zu erkennen:
- Sprechen Sie langsam und deutlich.
- Halten Sie während des Gespräches Blickkontakt.
- Stellen Sie einfache Fragen.
- Vermeiden Sie es, Fragen zur Vergangenheit zu stellen.

- Fragen Sie die Schmerzorte gezielt ab, z. B. Kopf, Oberarm und zeigen Sie ggf. auf diese Körperstellen.
- Fragen Sie ggf. Angehörige und Bezugspersonen, die die Betroffenen länger kennen und möglicherweise Verhaltensveränderungen/Verhaltensauffälligkeiten bewerten können.

Tipp
Beziehen Sie stets, wenn möglich, Angehörige und Bezugspersonen mit ein. Diese können ggf. wertvolle Hinweise zur Schmerzbiografie geben.

Tab. 33: Beobachtungsbögen zur Schmerzerfassung bei Menschen mit Demenz

Beobachtungsbögen	Verhaltensmerkmale/Verhaltensweisen
BESD	• Atmung • Lautäußerung • Gesichtsausdruck • Körpersprache • Trost
BISAD	• Gesichtsausdruck • Spontane Ruhehaltungen • Bewegung der Person • Beziehung zu Anderen • Ängstliche Erwartung • Reaktion während der Mobilisation • Reaktion während der Pflege schmerzender Bereiche • Vorgebrachte Klagen
Zurich	• Stöhnen • Ruhelosigkeit • Veränderungen der Vitalzeichen • Verzerrter Gesichtsausdruck • Gequälter Gesichtsausdruck

4.1 Medikamentöse Schmerztherapie bei Menschen mit Demenz

Es gibt verschiedene Analgetika, die im Alter nicht besonders geeignet sind, da zu den anderen eingenommenen Medikamenten die Wechselwirkungen in Betracht gezogen werden müssen.

Info
Die Schmerzmedikation richtet sich nach der Schmerzstärke, der Schmerzart und nach der Wirkstoffverträglichkeit.

Gut geeignet ist z. B. Metamizol, z. B. Novalgin®, was aufgrund der schnellen Ausscheidung bis zu einem Rhythmus von vier Stunden eingenommen werden muss. Ein weiteres Analgetikum ist Paracetamol, z. B ben-u-ron®, was jedoch einen eher milden schmerzstillenden Effekt darstellt. Außerdem muss beachtet werden, dass die Höchstdosis nicht überschritten wird. Bewährt haben sich ebenso schwach wirksame Opioide, z. B. Tilidin und Naloxon, z. B. Valoron®N. Bevorzugt sollten die Analgetika oral verabreicht werden. Es gilt, feste Einnahmezeiten und Nebenwirkungen zu beachten. Da sich Menschen mit Demenz teilweise nicht verbal bezüglich der Nebenwirkungen äußern können, ist die Verhaltensbeobachtung wichtig.

4.2 Nichtmedikamentöse Schmerztherapie

Maßnahmen der nichtmedikamentösen Schmerztherapie können bei Menschen mit Demenz individuell erprobt und auf ihre Wirksamkeit überprüft werden. Interventionen können z. B. sein:
- Wärmeanwendungen
- Kälteanwendungen
- Physiotherapie
- Musiktherapie
- Bewegungstherapie, die gezielt vom Schmerz ablenkt

5 Demenz und Depression

Jacqueline Stiehl

Demenz und Depression beeinflussen sich gegenseitig. Anders als bei anderen chronischen Erkrankungen erhöhen Depressionen das Demenzrisiko um bis das Sechsfache[7]. Das Depressionsrisiko ist bei Menschen mit Demenz ebenso erhöht. Die Diagnoseübermittlung führt bei einigen Menschen zu einer existentiellen Krise.

Die Symptome einer Demenz wurden in Kapitel 1 benannt. Folgende Symptome sprechen für eine zusätzliche schwere Depression bei bestehender Demenz:
- Vermehrte Konzentrationsstörungen
- Vermindertes Selbstwertgefühl
- Vermindertes Selbstvertrauen
- Suizidgedanken
- Suizidhandlungen
- Schuldgefühle
- Interessenlosigkeit
- Appetitlosigkeit
- Schlafstörungen bis zur Schlaflosigkeit
- Psychomotorische Hemmungen

---

[7] https://www.wegweiser-demenz.de/wwd/medizinisches/behandlung/demenz-und-depression-180092

>
> **Info**
> Suizidgedanken und Suizidrisiko sind in den ersten Monaten nach der Diagnose einer Demenz besonders hoch. Einige Menschen fürchten die Abhängigkeiten sowie die Unumkehrbarkeit des Verlaufs der Demenz vom Alzheimer-Typ.

Warnsignale bezüglich des Suizides sollten von Ihnen ernst genommen werden. Folgende Aussprüche können als Warnsignale wahrgenommen werden:
- »Das ist doch kein Leben mehr.«
- »Ich wär lieber tot, als dahin zu vegetieren.«
- »Ich werde doch für Euch nur zur Belastung.«

Die Therapie erfolgt mit Antidepressiva (▶ Kap. 1.2.7) oder mit Psychotherapie. *»Die wichtigsten Säulen der Behandlung sind die Pharmakotherapie (Medikamentenbehandlung) mit Antidepressiva und die Psychotherapie. Die Pharmakotherapie gilt als unverzichtbares und wirksames Heilverfahren. Ebenso haben auch psychotherapeutische Verfahren wie z. B. die kognitive Verhaltenstherapie ihren festen Platz bei der Behandlung der Depression. Oft werden beide Therapieformen kombiniert. Hinzu kommen andere therapeutische Angebote, die zur Verbesserung der Symptomatik, der Alltagsbewältigung und der Lebensqualität beitragen können.*

Den aktuellen Stand der wissenschaftlichen Erkenntnisse zur Diagnostik und Behandlung depressiver Erkrankungen bietet die S3-Leitlinie und Nationale VersorgungsLeitlinie (NVL) Unipolare Depression.«[8]

---

[8] https://www.deutsche-depressionshilfe.de/depression-infos-und-hilfe/behandlung

6 Kommunikation – eine Einführung

Simone Viviane Plechinger

6.1 Der person-zentrierte Ansatz in der Begleitung von Menschen mit Demenz nach Kitwood

Das Pflegekonzept des person-zentrierten Ansatzes nach Kitwood[9] in der Pflege von Menschen mit Demenz hat sich in den letzten Jahren als eines der Basiskonzepte in der Begleitung von Menschen mit Demenz und ihren Angehörigen herauskristallisiert. Es bildet zudem die Grundlage des vom Deutschen Netzwerk für Qualitätsentwicklung in der Pflege (DNQP) herausgegebenen Expertenstandards Beziehungsgestaltung[10].

Person-zentrierte Pflege meint eine Haltung, bei der der Mensch mit Demenz mit seinem ganz individuellen Beratungs- und Unterstützungsbedarf in den Mittelpunkt der Pflege steht – und nicht seine medizinische Diagnose.

---

[9] Kitwood T (2019): Demenz: der person-zentrierte Ansatz im Umgang mit verwirrten, kognitiv beeinträchtigten Menschen. Hogrefe, Göttingen.
[10] DNQP 2019

6.1.1 Grundbedürfnisse und Grundlagen

In seinem Buch »Demenz: Der person-zentrierte Ansatz im Umgang mit verwirrten Menschen«[11], beschreibt der englische Sozialpsychologe Tom Kitwood die sechs für Menschen mit Demenz besonders bedeutsamen und sich überschneidenden psychischen Bedürfnisse.

Info
Grundbedürfnisse von Menschen mit Demenz (nach Kitwood)
1. Geborgenheit und Wohlbehagen
2. Identität
3. Bindung
4. Betätigung
5. Einbeziehen
6. Diese Grundbedürfnisse bündeln sich im zentralen und damit sechsten Bedürfnis nach Liebe

Von Demenz Betroffene sind aufgrund ihrer Erkrankung weniger dazu imstande, von sich aus so zu handeln, dass ihre Bedürfnisse befriedigt werden. Dies hat zum Teil mit den Charakteristika der kognitiven Beeinträchtigung zu tun, zum Teil auch mit ihrer relativen sozialen Machtlosigkeit sowie mit der Tatsache, dass bis heute die Pflege in Einrichtungen gerade den Bedürfnissen von Menschen mit Demenz zu wenig entspricht. Wird jedoch dafür Sorge getragen, dass diese Bedürfnisse befriedigt werden, trägt dies dazu bei, dass auch Menschen mit Demenz sich entspannt, sicher, wohl, wertgeschätzt und nützlich fühlen.

---

[11] Kitwood 2019

Der Ursprung der person-zentrierten Pflege geht zurück auf die klientenzentrierte Gesprächsführung in der Psychotherapie nach Carl Rogers[12]. Die zentrale Bedeutung des person-zentrierten Ansatzes für die Pflegeausbildung ist in seiner klaren Aussage und Haltung für die Pflege begründet: Nach Kitwood[13] sollen Menschen mit Demenz »in ihrem vollen Menschsein« anerkannt werden. Nicht die Person mit **Demenz**, sondern die **Person** mit Demenz soll der Bezugsrahmen sein[14]. Dies setzt ein Verständnis von Personsein voraus und die entsprechende Anerkennung als Person. Personsein ist für Kitwood[15] ein Stand oder Status, der dem einzelnen Menschen im Kontext von Beziehung und sozialem Sein von anderen verliehen wird. Personsein anzuerkennen und Persönlichkeit wahrzunehmen kann nur gelingen, wenn Bedürfnisse erkannt werden und auf diese eingegangen wird. Nach Kitwood kann ein Mensch, ohne Befriedigung seiner Bedürfnisse »*nicht einmal minimal als Person funktionieren*«[16].

Eine angemessene Pflege von Menschen mit Demenz bzw. positive Arbeit an der Person mit Demenz setzt den Einsatz verschiedener Arten von Interaktionen voraus. Hiermit sind nicht die Ausführungen von Interventionen gemeint, sondern die Haltung der Pflegenden während der Ausführung oder die bewusste Anbahnung einer Interaktion. Als positive Interaktionen gelten das
- Anerkennen (Beachten, Grüßen, Zuhören, Blickkontakt),
- Verhandeln (Erfragen von Wünschen, Bedürfnissen, Vorlieben),
- Zusammenarbeiten (mit anderen Personen, Berücksichtigung vorhandener Fähigkeiten und Fertigkeiten),
- Spielen (Aktivitäten ohne Ziel zulassen, nicht nur auf pflegerisch-funktionale Maßnahmen fokussiert sein, Spontanität),
- Timalation (sensorischer Zugang),
- Feiern (Auflösung der Trennung von Pflegende und zu pflegender Person),
- Entspannen (Nähe vermitteln).

---

[12] Vgl. Rogers CR et al. (1983): Therapeut und Klient. Grundlagen der Gesprächspsychotherapie. Fischer, Frankfurt.
[13] Vgl. Kitwwod et al. 2008
[14] Kitwood et al. 2008: S. 27
[15] Ebd.
[16] Ebd., S. 121

Darüber hinaus benennen Kitwood et al. psychotherapeutisch ausgerichtete Interaktionen wie
- Validation (Art der Gesprächsführung durch Anerkennen der Emotionen und Gefühle und im Antworten auf der Gefühlsebene, Hineinversetzen in die Gefühlslage von Menschen mit Demenz (▶ Kap. 7.5)
- Halten und Erleichtern (eine Person in die Lage versetzen, etwas auszuführen, was sie sonst nicht ausführen könnte)

Dies bedeutet: In einem optimalen Kontext von Pflege und Fürsorge wird jedes Fortschreiten der Beeinträchtigung durch positive Arbeit an der Person kompensiert.

Alle, die Menschen mit Demenz begegnen, übernehmen nach Kitwood die Funktion eines »Ersatz-Ich« im Außen. Je weiter eine Demenzerkrankung fortschreitet, umso wichtiger wird die Rolle dieses »Ersatz-Ichs« im Außen, umso bedeutsamer werden die Art der Kommunikation und das Wie ihrer Handlungen.[17]

Entsprechend geht es in der Pflege von Menschen mit Demenz um die Beachtung und die Beobachtung des Wohlbefindens. Es stehen also nicht die Symptombeseitigung oder die Linderung von Krankheit im Vordergrund der pflegerischen Begleitung, sondern die Gestaltung der Beziehung, mit dem Ziel des Erhalts des Person-Seins.

---

[17] Vgl. DNQP 2019, S. 22

> **Fazit** Drei Aspekte des person-zentrierten Ansatzes
>
> 1. Im Fokus steht die positive Arbeit mit den verwirrten Menschen, z. B.:
>   - Anerkennung der Lebenswelt von Menschen mit Demenz
>   - Förderung und Erhalt von Selbstbestimmung und Selbstwirksamkeit und entsprechende Integration in den Pflegeprozess (Ich achte darauf, dass mein Gegenüber die Grundpflege ablehnt und versuche es zu einem späteren Tageszeitpunkt noch einmal – Dies ist Teil meiner Fachlichkeit. Ich pflege Menschen mit Demenz »anders«)
>   - Einsatz von sensorischen und sinnesbezogenen Anwendungen, v. a. in fortgeschrittenen Stadien einer Demenz
>   - Ermöglichen von Entspannung und Rückzug
> 2. Die Kenntnis um die Grundbedürfnisse von Menschen mit Demenz
> 3. Verhaltensbeobachtung und Verstehenshypothese (▶ Kap. 6.1.3), Empathie, Kongruenz (aufrichtiges Einfühlen in die Erlebenswelt von Menschen mit Demenz) zur Förderung und Erhalt des Person-Seins

In der Pflege von Menschen mit Demenz gilt:
- Der Erhalt des Person-Seins = relatives Wohlbefinden von Menschen mit Demenz
- Wohlbefinden = hohe Pflegequalität

Ich bin mir bewusst, dass der Begriff »Wohlbefinden« per se schwammig. Gleichzeitig ist er für die Pflege kein neuer Begriff, findet sich die Formulierung doch häufig in Pflegeleitbildern und im Rahmen von Pflegeprozessplanungen (»Wohlbefinden erhalten, fördern und wiederherstellen«).

In unserer westlichen Kultur, in der den Funktionen unseres Geistes, unserem Denkvermögen, unserer Fähigkeit zu strukturieren, organisieren und zu handeln, ein großer Stellenwert zukommt, verlieren Menschen mit Demenz (vgl. ursprüngliche Bedeutung = »ohne Geist«) mit der Erkrankung in der öffentlichen Wahrnehmung auch an Würde. Diese Denkweise wirkt sich schädigend auf unseren Umgang mit Menschen mit Demenz aus, nicht zuletzt, da sie die Ressourcen von Menschen mit Demenz außer Acht lässt.

Um zu lernen, (wieder) durch die ressourcenorientierte Brille zu schauen, hat Kitwood Faktoren aufgelistet, die fernab von kognitiven Fähigkeiten das Wohlbefinden einer Person ausmachen und kennzeichnen. Diese sind:

- Gefühle zum Ausdruck bringen können und zwar in ihrer Gesamtheit und Bandbreite, positive wie »negative« Emotionen
- Wünsche zum Ausdruck bringen und für sie einstehen
- Körperliche Entspannung
- Humor
- Kreativität und ihr Ausdruck (Malen, Singen, Tanzen)
- Empfänglich für die Bedürfnisse anderer sein, sich um andere Menschen sorgen, Hilfsbereitschaft erkennen lassen, bspw. bei der Versorgung von anderen Menschen helfen zu wollen
- Sich über Hygiene, Sauberkeit, Erscheinung Gedanken machen (bspw. mehrfach am Tag die Kleidung wechseln)
- Persönlichen Kontakt zu anderen herstellen können
- Augenscheinlich Genuss und Vergnügen kommunizieren (bspw. intensives Auskratzen des bereits leeren Joghurtbechers, Ablecken der Finger)

Daraus lassen sich entsprechend Indikatoren für Unwohlsein ableiten und gegenüberstellen:

Indikatoren für Unwohlsein*
- Sichtlich erkennbare körperliche Anspannung
- Rückzug
- Angst und Trauer (Wobei deren Ausdruck und Kommunikation eine Ressource darstellt! Sagt eine Bewohnerin mit Demenz: »*Ich hab solche Angst*«, dann ist das ein erkennbarer Ausdruck von Gefühlen. Wohlbefinden meint nicht, dass die Person mit Demenz immer gute Laune haben muss!)
- Schwierigkeiten, anderen standzuhalten
- Verzweiflung
- Unruhe
- Langeweile
- Fehlende kulturelle und soziale Teilhabe (aus dem Miteinander ausgeschlossen werden)

* Vgl. Bradford Dementia Group, 1997, S. 11

Kitwood setzt den Erhalt des Person-Seins mit Wohlbefinden gleich. Folgende vier Zustände gehen seiner Ansicht nach mit Wohlbefinden und entsprechend gut erhaltendem Person-Sein einher:
1. Das Gefühl, Kontakt zu anderen Menschen zu haben, dazuzugehören
2. Das Gefühl von Sicherheit, Bindung, Vertrauen und Hoffnung
3. Das Gefühl, etwas wert zu sein
4. Das Gefühl, etwas zu tun zu haben, etwas bewirken zu können

Die Entwicklung von Wohlbefinden und das Augenmerk darauf ist ein Prozess in der pflegerischen Begleitung. Das Wohlbefinden von Menschen mit Demenz ist demnach nicht statisch. Folgende Regel kann bedeutsam für die Entwicklung der person-zentrierten Pflege sein:

Info
Wohlbefinden entsteht durch Anerkennung von Menschen mit Demenz und Akte der Anerkennung im pflegerischen Kontext.

Fallbeispiel: Herr L. lebt sich ein
Wie schätzen Sie folgende Situation in Bezug auf Wohlbefinden oder Unwohlsein der Person mit Demenz ein und wie könnte im Sinne des person-zentrierten Ansatzes mögliches Unwohlsein in Wohlbefinden umgewandelt werden?

Herr L. ist vor sechs Monaten in ein Pflegeheim gezogen. Anfangs konnte er nicht sehr gut aus sich heraus kommunizieren und war auch nicht in der Lage, bei der Körperpflege zu kooperieren. Mittlerweile redet er mit den Pflegepersonen, auch wenn seine Sätze unverständlich und verworren sind. Er ist nun in der Lage, sich eigenständig zu rasieren und unter Anleitung zu waschen.

Früher hat Herr L. als Schlosser und später sogar als Vorarbeiter in einem großen Werk gearbeitet. Oft kann man ihn bei dem Versuch beobachten, Türangeln aufzuschrauben oder an der Ausstattung des Heims herumzuwerkeln. Akribisch reinigt er Tische mit einem Rasierpinsel. Versucht das Pflegeteam, ihn von diesen Unternehmungen abzuhalten, wird er wütend und gereizt und kommentiert, man solle ihn gefälligst in Ruhe seine Arbeit machen lassen.

Nach der anfänglichen Verunsicherung, die sich mit dem Einzug in die Einrichtung ergibt, scheint Herr L. von der Atmosphäre und person-zentrierten Grundhaltung der Einrichtung zu profitieren. Es ist zu vermuten, dass die Pflegefachpersonen ihre Kontrolle zurücknehmen und Herrn L. dabei unterstützen, seine Fähigkeiten und Fertigkeiten (wieder) zu entdecken bzw. zu praktizieren.

Übung

Wie kann das Team Herrn L. unterstützen?
Welche Möglichkeiten fallen Ihnen ein?

_____

_____

_____

_____

Lösung siehe Anhang (▶ S. 160)

6.1.2 Der Expertenstandard Beziehungsgestaltung in der Pflege von Menschen mit Demenz

Expertenstandards sind Rahmenrichtlinien aus und von der Pflege für die Pflege, die vom Deutschen Netzwerk für Qualitätssicherung in der Pflege herausgegeben werden. Diese Standards sind nicht unmittelbar handlungsweisend. Sie deklarieren aus Sicht der Pflege, welche Maßnahmen im Rahmen einer Verfahrensanleitung als sinnvoll erachtet werden. Die Absicht eines Standards ist, ein gemeinsames Leistungsniveau in der Pflege festzulegen.

Sie bieten damit eine Grundlage für eine kontinuierliche Verbesserung der Pflegequalität. Zu den bekanntesten »Verfahrenskatalogen« zählen bisher Themen wie »Ernährung – Essen und Trinken« oder »Sturzprävention«. Hier zeigt sich die Zielsetzung komplexer, interaktionsreicher pflegerischer Aufgaben sowie Handlungsalternativen und Handlungsspielräume.

Somit erheben Expertenstandards den Anspruch, wirksame Instrumente der Qualitätsentwicklung zu sein – und das ist wertvoll. Gleichzeitig scheinen wir in allem nach Struktur zu streben, nach allem, was Sicherheit vermittelt: durch Richtlinien jedweder und aller Art. Wir haben uns über Jahrzehnte hinweg ein Konstrukt in der Pflege erschaffen, das funktionale

Verhaltensweisen und Verfahrensanweisungen auf einen Sockel hebt. Und in dieses Konstrukt passen Menschen mit Demenz nur schwer hinein.

Der Standard zur Beziehungsgestaltung nimmt jeden Einzelnen von uns in die unmittelbare Verantwortung. Beziehungsgestaltung in der Pflege und Begleitung darf und soll nicht länger als ein »Schmiermittel für funktionale Ziele« angesehen werden (»*Ich baue eine Beziehung auf, damit Herr M ordentlich isst*«). Eine der wichtigsten Grundformeln des Standards lautet: »*Je weiter eine Demenz voranschreitet, desto mehr ist die Aufrechterhaltung der Konversation selbst das Ziel aller Konversation.*«[18]. Dabei ist Kontakt nicht gleich Kontakt. Es bedarf v. a. des Wissens einer Fachkraft, um in einer schwierigen Situation einen qualitativ hochwertigen Kontakt zu einem Menschen mit Demenz herzustellen.

Der Expertenstandard wurde im Auftrag des Netzwerkes für Qualitätsentwicklung in der Pflege (DNQP) von einem Expertenteam unter der Leitung von Professor Martina Roes entwickelt. Im Mittelpunkt des Standards steht die Forderung der Beziehungsgestaltung zwischen Pflegenden und Menschen mit Demenz als Kernaufgabe der pflegerischen Begleitung.

> **Wichtig** — **Beziehungspflege geht vor Grundpflege**
>
> Auf eine Formel gebracht heißt das ganz konkret: Beziehungspflege geht vor Grundpflege!

Ein Meilenstein und je nach Ansichtssache vielleicht auch eine kleine Revolution in der Begleitung von Menschen mit Demenz, in der pflegerische Kompetenzen in Kombination mit innerer Haltung besonders gefragt sind. In den bekannten, bis dahin gängigen Pflegeprozessmodellen findet der Aspekt der Beziehungsaufnahme und Beziehungsgestaltung nur wenig Beachtung. Wir unterliegen einem funktional-instrumentalisierenden System, in das Menschen mit Demenz nicht hineinpassen. Unser funktional

---

[18] DQNP 2019, S. 56

ausgerichtetes System wertet Beziehungsgestaltung oft nur als Vorstufe oder Beiwerk zur eigentlichen pflegerischen Maßnahme.

Damit steht der Expertenstandard Beziehungsgestaltung in deutlichem Kontrast zu der funktionsbestimmten Pflege der letzten Jahrzehnte – und damit ist er für das Verständnis von Pflege in Akutkrankenhäusern bspw. eine gefühlt komplett neue Sicht der Dinge.

Auch die wertvolle interprofessionelle Zusammenarbeit (▶ Kap. 8) zwischen Pflege, Betreuung und Hauswirtschaft erfährt über den Expertenstandard Beziehungsgestaltung neuen Zuspruch. Bindung und Nähe schaffen Sicherheit. Das gesamte Team trägt die Verantwortung für die Beziehungsgestaltung. Gute Pflege ist ein Teamprodukt und braucht das Verständnis und Miteinander aller beteiligen Berufsgruppen, nicht zuletzt auch deshalb, weil Menschen mit Demenz nicht nach Zuständigkeiten fragen.

Gleichzeitig ist der Standard keine Vorgabe im Sinne von Richtig oder Falsch. Wie alle anderen Expertenstandards auch spricht er als Rahmenrichtlinie lediglich Empfehlungen aus. Wie diese Empfehlungen konkret umgesetzt werden, ist Sache der Einrichtung. Die Umsetzung des Standards lebt also von der Entwicklung einer person-zentrierten Haltung und Handlungsweise im Team.

Mehr Verständnis für Menschen mit Demenz und ihr Handeln ist das Ziel des Standards. Zudem wird in dem Standard die Schaffung von Rahmenbedingungen eingefordert, die zur Beziehungsgestaltung zwischen Betroffenen und Pflegenden benötigt wird.

> **Wichtig** | **Zielsetzung und Begründung des Expertenstandards**
>
> Zielsetzung: *»Jeder pflegebedürftige Mensch mit Demenz erhält Angebote zur Beziehungsgestaltung, die das Gefühl, gehört, verstanden und angenommen zu werden sowie mit anderen Menschen verbunden zu sein, erhalten oder fördern.«*[*]
>
> [*] DNQP 2019, S. 31

Begründung: »Beziehungen zählen zu den wesentlichen Faktoren, die aus Sicht von Menschen mit Demenz Lebensqualität sicher und beeinflussen. Durch person-zentrierte Interaktions- und Kommunikationsangebote kann die Beziehung zwischen Menschen mit Demenz und Pflegenden sowie anderen Menschen in ihrem sozialen Umfeld erhalten und gefördert werden«.[19]

> **Fazit** — **Person-zentrierte Pflege ist ...**
>
> - Pflege, die eine Person fördert und wertschätzt
> - Pflege, die ein Leben der Menschen mit Demenz in Beziehung ermöglicht
> - Pflege, die individuell und bedarfsorientiert erfolgt
> - Pflege, die aus der Sicht des Menschen mit Demenz erfolgt

Klingt logisch. Doch was heißt das für Ihre tägliche Arbeit?

Es heißt, dass die Lebensqualität von Menschen mit Demenz mit dem Recht auf Selbstbestimmung und Wertschätzung im Fokus Ihres täglichen Handelns steht und stehen sollte. Die Person steht im Mittelpunkt, die Demenz wird nicht als medizinisches Problem wahrgenommen, sondern der Mensch mit Demenz als einzigartig angesehen – mit ganz eigenem individuellen Unterstützungs- und Beziehungsbedarf.

Vor jedes Handeln und jede pflegerische Intervention haben die Götter das Verstehen gesetzt. Der Expertenstandard konzentriert sich auf das Verstehen im Erleben von Menschen mit Demenz, nicht (länger) auf Verfahrensanleitungen. Beziehung bindet Angst und schafft Vertrauen. Die Frage, mit welcher Haltung wir einen Beitrag dazu leisten, dass Menschen auch mit weit fortgeschrittener Demenz ihr Minimum an individuell erlebter Orientierung aufrecht erhalten können, wird die zentrale Frage sein. Und sie kommt lange vor allen Fragen nach Maßnahmen, Angeboten, Kosten und angemessener Personaleinsatzplanung.

---

[19] DNQP 2019, S. 31

Gute Pflege und Begleitung entsteht demnach aus Kontakt – und aus dem Erarbeiten von Möglichkeitsspielräumen für gute und für weniger gute Tage. Der Erhalt und die Unterstützung der Lebensqualität in der Begleitung von Menschen mit Demenz hängen von der Teamdynamik ab und sind immer ein Teamresultat. Ob eine Rahmenrichtlinie wie der Expertenstandard zur Beziehungsgestaltung in der Pflege von Menschen mit Demenz wirkliche Veränderung in das von uns geschaffene starre Pflegesystem bringt, werden wir vielleicht erst in zehn oder 15 Jahren wissen. Ob das unsere Ausrede dafür sein darf, dass sich ja sowieso nichts ändere, festzuhalten, dürfen Sie täglich selbst entscheiden. In jedem Fall macht unsere Bereitschaft, uns auf Menschen mit Demenz einzulassen, den Unterschied und ist letztlich auch der Schlüssel, mit dem professionelle Pflege spielerisch gelingt.

Wenn wir uns dem Menschen hinter der Diagnose nicht zuwenden, bekommen wir keinen Zugang und können Menschen mit Demenz und ihren An- und Zugehörigen keine Lebensqualität ermöglichen. Umgekehrt können wir den person-zentrierten Ansatz in jeder Umgebung und in jedem Setting – von ambulant bis stationär, in der Häuslichkeit und im Akut-Krankenhaus – zum Leben erwecken. Alles, was es dazu bedarf, ist unsere Bereitschaft, unsere pflegerischen Interventionen in der Begleitung von Menschen mit Demenz zu reflektieren und auf Basis des Verstehens zu handeln.

Dies gelingt, wenn Sie Ihr Fachwissen rund um die Erkrankung und die verschiedenen Demenzformen stets aktuell halten (Demenz ist nicht gleich Demenz und Bildung tut not!), eine person-zentrierte Haltung sich im besten Fall auch im Konzept/Pflegeleitbild der Einrichtung widerspiegelt und Sie als Fachkraft Ihr Wissen auch anwenden und die person-zentrierte Haltung leben.

6.1.3 Die Verstehenshypothese

Die Basis für den Verstehenszugang/für die Verstehenshypothese liegt in der person-zentrierten Haltung. Diese Haltung lässt sich nicht per Dienstanweisung rausgeben oder umsetzen, sie entwickelt und definiert sich täglich neu und braucht unsere Bereitschaft zur Selbstreflexion. Entsprechend sollte die Basis einer jeden Fallbesprechung und Pflegeplanung die sog. Verstehenshypothese sein.

Die Verstehenshypothese ist der Versuch, das Verhalten und/oder Befinden des Menschen mit Demenz aus seiner Perspektive heraus zu verstehen. Dem zugrunde liegt folgende Annahme: Je besser ich eine Person verstehe, umso konstruktiver und kreativer kann ich mich im Umgang mit ihr verhalten.

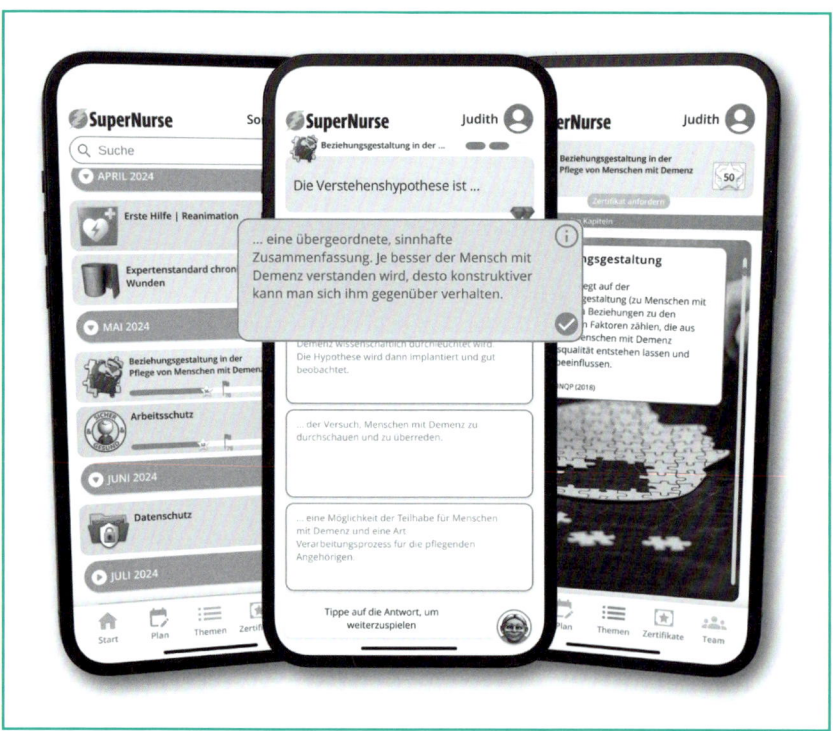

Abb. 3: Aus der Lernapp Supernurse (© Ebel J & Gesellschaft für Wissensmanagement in der Pflege (2024): Lernapp Supernurse, Expertenstandard Beziehungsgestaltung

Die Verstehenshypothese setzt in diesem Zusammenhang auch meine Bereitschaft voraus, mich mit all meiner Herzensbildung **und** meinem Fachwissen in die Person mit Demenz einzufühlen und meine Maßstäbe und Bewertungen hintanzustellen. Entsprechend gibt es im Sinne der Verstehenshypothese und dem Einfühlen in die Erlebenswelt der zu begleitenden Personen kein Richtig oder Falsch.

Folgende Fragestellungen können im Sinne der Verstehenshypothese wertvolle Grundlage der Übergaben und Fallbesprechungen sein:
- Wie erlebt die Person sich selbst, andere Menschen, ihre Welt?
- Aus welchem Denken, Fühlen, Erleben heraus ergeben die Verhaltensweisen, Befindlichkeiten einen Sinn für die Person mit Demenz?
- Auf welche inneren Antriebe, Fragen, Themen kann das Verhalten eine Antwort sein?
- Welchen Eindruck habe ich heute von der Person mit Demenz bzgl. seines Wohlbefindens?
- Welchen Gesichtsausdruck habe ich beobachtet und wie habe ich das Mienenspiel interpretiert?
- Welche Körperhaltung nimmt der Patient/die Bewohnerin ein? Wie entspannt erscheint er/sie mir?
- Welche Beobachtungen habe ich im Kontakt mit An- und Zugehörigen gemacht und welche Rückschlüsse für meine Arbeit als Pflegefachperson kann ich daraus ziehen?
- Was vermittelt ihm/ihr Sicherheit und Geborgenheit?

> **Beispiel** — Frau P. läuft nachts unruhig umher
>
> Der Nachtdienst ist genervt: Frau P schläft am Tag viel, läuft jedoch nachts unruhig auf dem Krankenhausflur hin und her und schaut in alle Zimmer. Gelegentlich legt sie sich in freie Betten auf Station.

Neben der sofort aufkommenden Frage nach einer medizinisch stimmigen Medikation zur Entspannung für die Nacht helfen kreative Gedankengänge im Sinne der Verstehenshypothese. Lassen Sie Ihren Gedanken und Assoziationen freien Lauf, es geht nicht darum, ob Ihre Vermutungen »stim-

men«, es geht um die Frage nach möglichen Erlebenswelten und Antrieben der Menschen mit Demenz, die Sie begleiten:
- Frau P. war früher selbst im Nachtdienst tätig und schaut nach dem Rechten – Auch Sie machen in Ihrem Nachtdienst Kontrollgänge und schauen in jedes Zimmer.
- Wenn man nicht schlafen kann, steht man auf, schaut in den Kühlschrank oder holt sich vielleicht etwas zu trinken.
- Der Lichtschein auf dem Flur gibt Frau P. Sicherheit, dass sie nicht allein ist. Kennen Sie das, dass man für Kinder die Tür einen Spalt breit auflässt, um zu vermitteln, dass sie umsorgt sind?
- Es gibt Menschen, die sind Nachteulen. Wie also sieht Frau P. aus, wenn sie umherläuft? Entspannt oder wirkt sie gestresst? Wie ist die Wahrnehmung im Team? Was braucht Sie Ihrer Meinung in Folge? Falls Sie gestresst wirkt, hat sie möglicherweise vermehrt Schmerzen in der Nacht? Vielleicht hilft Bewegung …
- Als Kind schlüpft man in beunruhigenden Zeiten oder nach schlechten Träumen gern einmal zu den Eltern ins Schlafzimmer, die Nähe anderer Personen vermittelt Geborgenheit.
- Frau P., Jahrgang 1940, ist ein Kriegskind und hat möglicherweise Nächte im Bunker zugebracht. Wo also ist in dem vollen, stickigen Keller noch ein guter Platz zum Ausruhen zu finden? Die Situation im Krankenhaus mit fremden Geräuschen, fremden Stimmungen, piepsenden Perfusoren kann tiefsitzende atmosphärische Erinnerungen triggern.

Nehmen Sie wahr, wie sich beim Lesen Ihre Sicht auf die Situation verändern kann?

Die Verstehenshypothese ist die Grundlage, auf der sich ein person-zentrierter Maßnahmenkatalog im Sinne eines demenzsensiblen Umgangs erst entwickeln kann. Medikamentengabe sollte hier erst im zweiten Schritt ein Thema sein (es sei denn, Sie haben deutliche Hinweise auf eine zunehmende Schmerzsymptomatik in der Nacht). Entsprechend kann es eine Maßnahme des Nachtdienstes sein, gemeinsam mit Frau P. Rundgänge zu starten, ihr im Stationszimmer oder am Stützpunkt sinnstiftende Tätigkeiten anzubieten, in denen Frau P. das Gefühl erhält, eine Unterstützung für den Nachtdienst zu sein (bspw. Spülmaschine ausräumen, Abtrocknen, Tisch reinigen etc.). Gibt es darüber hinaus die Möglichkeit, dass Frau P. nicht in ihrem Bett, sondern in der physischen Nähe des Nachtdienstes ein gemütliches Plätzchen findet, an dem sie zwar nicht schläft, jedoch zur Ruhe kommen kann, weil sie erlebt, dass sie nicht allein ist (bspw. einen mit ihrer Decke und Kissen ausgestatteten Pflegesessel?)

> **Beispiel**   **Herr B. möchte die Jacke nicht ausziehen**
>
> Draußen ist Hochsommer, und Herr B will partout seine Jacke nicht ausziehen. »Dabei ist es schon am Morgen viel zu warm«, meint der Frühdienst.

Kreative Gedankengänge im Sinne der Verstehenshypothese:
- Herr B. fröstelt und friert leicht – Das Tragen der Jacke macht ihm ein wohliges Gefühl, auch, wenn es in der Wahrnehmung des Frühdienstes zu warm ist.
- »Was gut gegen Kälte ist, ist auch gut gegen Hitze« – mit diesem Leitspruch aus den 50er Jahren ist auch Herr B. großgeworden. Lange Ärmel bieten Schutz (schauen Sie sich an, wie bspw. die Kleidung von Menschen in sehr heißen Ländern der Erde aussieht – Das Tragen von Shorts und Top kann man dort ebenfalls eher weniger beobachten!)
- In seiner Jacke befinden sich die Wertgegenstände von Herrn B. Geht er samstags auf den Fußballplatz, so finden Geldbörse für eine Bratwurst am Spielfeldrand, Schlüssel und Brille darin ihren Platz. Was machen Sie, wenn Sie ausgehen und keine Tasche mit sich tragen (wollen)? Wo bewahren Sie Ihr Smartphone auf? Lassen Sie Ihre Jacke oder Weste dann unbeaufsichtigt?
- Die Jacke ist eines der liebsten und besten Kleidungsstücke von Herrn B. Er trägt sie gern und hat damit das Gefühl, »gut« angezogen und angemessen gekleidet zu sein.

Die Verstehenshypothese ist demnach der Schlüssel zu den Menschen, die Sie begleiten dürfen und gleichzeitig die Basis für Ihre person-zentrierte Haltung und Arbeit im Team. Im Sinne der Verstehenshypothese hat jedes Verhalten seinen Grund – dieser Grund muss sich Ihnen als Begleitende nicht immer erschließen. Die Anwendung der Verstehenshypothese gehört jedoch zu Ihrer Verantwortung und Sorgfaltspflicht als Pflegefachkraft – wie das Messen des Blutzuckers bei einem Menschen mit Diabetes.

Entsprechend können in Ihren Übergaben als Teil Ihrer Fachlichkeit folgende Sätze ab heute zum neuen Standard Ihrer Pflegefachlichkeit werden:
- *»Ich habe mich heute zehn Minuten zu Herrn R. gesetzt und seinen Erzählungen gelauscht. Ich hatte den Eindruck, er hat davon berichtet, wie er als Gestütsbesitzer seine Reitschüler und die Pferde versorgt. Ich habe ihn in diesem Thema bestärkt, seine Wortfindungsstörungen und Halb-Sätze in meine sowie in nonverbale Spiegel übertragen und ihn mit einem vertieften Lächeln im Gesicht zurückgelassen.*
- *Beim Mittagessen habe ich mich auf Augenhöhe zum Anreichen des Essens neben Frau K. gesetzt. So fiel es ihr und mir leichter, die Tablettengabe durchzuführen und sie zur Einnahme zu animieren. Das Mittagessen hat sie mit viel Appetit zu sich genommen und mir im Anschluss zugezwinkert – ein Zeichen für Lebensqualität.«* (▶ S. 95)

Info
Unterschiedliche Perspektiven sind bereichernd und fördern in Übergaben, Visiten und Fallbesprechungen (= interprofessionelle Kommunikationsformen!) Das Ziel ist es, die Entwicklung zu beobachten und die Versorgungskontinuität sicherzustellen.

6.2 Herausforderndes Verhalten

Kaum etwas stellt die Welt sowohl von pflegenden Angehörigen als auch von professionell Pflegenden so auf den Kopf wie das sog. »herausfordernde Verhalten« von Menschen mit Demenz. Mit »herausforderndem Verhalten« ist das Verhalten von Menschen mit Demenz gemeint, das die Umgebung vor »Herausforderungen« in der Begegnung stellt (Menschen mit Demenz

»passen nicht ins System«). Dazu zählen Verhaltensweisen, die häufig einen enormen Einfluss auf die Umgebung haben und von der Umgebung als Belastung erlebt werden wie bspw. anhaltendes lautes Rufen, körperliche Aggressivität, wiederholtes Fragen, rastloses Umherlaufen. Sätze wie *»Mein Vater war früher nie so«* oder *»Meine Ehefrau verhält sich aggressiv, das ist mir so peinlich«* sind Ausdruck dieses immensen, hoch-emotional-explosiven Spannungsfeldes.

Sind wir mit herausfordernden Verhaltensweisen konfrontiert, sind wir mit unseren eigenen Gefühlen und unserem Verständnis von der Welt, unseren sozialen Maßstäben und Normen konfrontiert. Das ist oft im doppelten Sinn unangenehm. Da kann sich Frust breitmachen, weil wir nicht wissen, wie wir uns verhalten sollen. Oder wir fühlen uns durch Beschuldigungen oder Aggressionen persönlich angegriffen. Wir empfinden Scham, weil wir gängige soziale Normen durch das Verhalten von Menschen mit Demenz verletzt sehen. In der professionellen Pflege stehen wir vor der täglichen Herausforderung, dass unsere pflegerischen Tätigkeiten möglicherweise Flucht- und Abwehrverhalten von Menschen mit Demenz triggern.

Und wir dürfen uns im Sinne des person-zentrierten Ansatzes also immer fragen: **Wen** und **Was** fordert das Verhalten einer Person mit Demenz heraus? In der Regel unsere vermeintlich gesunden Maßstäbe, Weltanschauungen, Wertvorstellungen, Regeln, Arbeitsweisen, Abläufe im System.

Entsprechend können viele Situationen, die wir als herausfordernd beschreiben, hausgemacht sein. Es ist daher wertvoll, die als herausfordernd beschriebenen Situationen zu reflektieren. In den für Menschen mit Demenz so bedeutsamen Kategorien (Erspüren und Verstehen vor Handeln!) möchte ich Ihnen wenige, hoffentlich hilfreiche Impulse zu diesem brisanten Thema an die Hand geben, die Sie für sich weiterdenken können und sollen.

6.2.1 Erspüren

Von »einfach« ist auch hier wieder einmal nicht die Rede. Entscheidend für die Auseinandersetzung mit dem herausfordernden Verhalten ist jedoch auch hier wieder einmal Ihre innere Haltung. Die Fähigkeit, Ihren Schmerz, Ihre Trauer, Ihre Angst, Ihre Scham hintenanzustellen und das Erleben im Moment aus der Sicht der Person mit Demenz zu sehen:

- Ruft der Betroffene anhaltend, weil das Hören seiner eigenen Stimme ihm Sicherheit vermittelt?
- Entspringt die gezeigte Aggression bei der Grundpflege dem Schamgefühl der Mutter, weil sie sich unbehaglich fühlt, nackt vor mir in der Dusche zu sitzen?
- Ist das Rütteln am Tisch ein Versuch des Mannes, innere Spannungen abzubauen?
- Wandert Frau R. in Ihrer Wahrnehmung stundenlang unruhig umher oder wirkt sie dabei eigentlich entspannt?
- Ist das laute Rufen eine Reaktion auf Schmerzen, die der Betroffene nicht benennen kann?

6.2.2 Verstehen

> **Beispiel** — **Die Welt und wie Herr J. sie sieht**

Herr J. liegt in einem Krankenhausbett. In der Nacht hat man ihn eingeliefert, mit dem Notarzt. Weg aus der vertrauten Umgebung des Pflegeheimes, weg von seinem vertrauten Zimmer, seinem Bett, den vertrauten Düften, den vertrauten Personen. Einen Blasenkatheter hat man ihm gelegt. Unangenehm ist das, dieser Druck! Er zieht an den Schläuchen. Aufstehen, zur Toilette gehen, das ist sein Ziel. Doch halt: Da ist das Bettgitter, das seinen Radius begrenzt. Unruhig macht er sich daran zu schaffen, die Bettdecke ist schwer. Die Tür geht auf. »Bleiben Sie liegen«, sagt eine fremde Stimme barsch. Herr J. versteht zwar nicht, was man ihm sagt, sehr wohl jedoch, wie mit ihm gesprochen wird. Genervt, gereizt, er hat wohl etwas falsch gemacht.

Irgendjemand (die Reinigungskraft) raschelt mit frischen Tüten für den Mülleimer dicht an seinem Ohr. Eine Spritzenpumpe gibt ein lautes Alarmsignal. Draußen vor dem Fenster startet ein Helikopter.
Herr J. schwitzt. Er hat Angst. Er will weg, muss weg. Zurück in seine vertraute Umgebung. Also, die Beine über das Bettgitter und los geht's…

Allein das Einfühlen, also das Verstehen-Wollen des Verhaltens der Person mit Demenz, der Versuch, in ihren »Schuhen zu gehen«, kann helfen, die Situation zu entspannen. Verstehen nimmt den Druck, das »störende« Verhalten sofort unterbinden zu müssen. Damit öffnen sich neue Handlungsspielräume. Fragen Sie sich also immer:
- Für wen ist was wichtig?
  - Für den Herrn J. ist es wichtig, seine Angst ausdrücken zu können. Sein Handeln entspringt dem Wunsch, der Situation zu entkommen, die ihm Angst macht.
- Wen stört das Verhalten?
  - Das Personal ist gestört, weil das Verhalten von Herrn J. die Abläufe des Krankenhausbetriebes einschränkt.
- Was ist bedeutsam?
  - Das Vermitteln von Sicherheit für die Herrn J. **oder** der Einsatz der Brechstange, der barschen Worte, damit Herr J. sich ungeachtet seiner Erkrankung an die Spielregeln des Krankenhauses hält?

6.2.3 Handeln

Unabhängig davon, ob eine mögliche Ursache für das Verhalten erkennbar ist, sollte Ihr oberstes Ziel also immer sein, die Gefühle der Person mit Demenz zu erfassen. Seminare und Schulungen, die auf spielerische Art und Weise einen Perspektivwechsel aus der Sicht der Personen mit Demenz vermitteln, sind ein wahrer Schatz für den Umgang mit herausfordernden Verhaltensweisen.

Das Demenz-Balance-Modell© nach Barbara Klee-Reiter[20] ermöglicht nicht nur das Erleben rund um die Frage »Wie kann ein Mensch mit Demenz sich fühlen?«, sondern bietet gleichzeitig auch das Entwickeln von individuellen Lösungsstrategien, um die Begegnungen mit Menschen mit Demenz in Balance zu. Diese selbst gefundenen Lösungsansätze bringen Sie zurück ins Handeln. Multiplikatoren für die Seminare gibt es deutschlandweit[21].

Mögliche Unterstützungsangebote für Menschen mit Demenz bei herausforderndem Verhalten (auf Basis der Verstehenshypothese!) gibt es viele! Im Folgenden einige Beispiele:

Bewegungsangebote

Bewegungsangebote helfen Menschen mit Demenz, beweglich zu bleiben. Sie vermindern dadurch Situationen, die zu Schmerz, Frust und Unruhe führen können. Ihr Ziel sollte es sein, dem Bewegungsdrang stattzugeben statt Bewegung einzuschränken. Gehen Sie spazieren oder tanzen sie, schwingen Sie die Arme und ermöglichen Sie Menschen mit Demenz, die auf einen Rollstuhl angewiesen oder bereits bettlägerig sind, neue Reize, indem Sie die Position der Hilfsmittel im Raum verändern, Dinge zum Fühlen in die Hand geben etc.

Bedeutsame Beschäftigung

Versuchen Sie, Tätigkeiten im Alltag einen Sinn zu verleihen. Ermöglichen Sie Personen mit Demenz sich zu engagieren: Nach dem Erleben des Menschen mit Demenz, **nicht** in Bezug auf Ihre Maßstäbe!

---

[20] https://perspektive-demenz.de/demenz-balance-modell/
[21] https://perspektive-demenz.de/

> **Beispiel** »Kekse« aus Lego
>
> Frau S. stapelt seit Stunden (große) Legosteine, sortiert sie nach Farben, ordnet sie neu an, kommentiert dabei ihr Tun. Ein Lächeln huscht über ihr Gesicht. Sie wirkt konzentriert und aufmerksam. Ab und an tunkt sie einen Stein in ihr Wasserglas, führt ihn an den Mund, saugt und lutscht sichtlich mit Genuss daran. Sie ist sinnvoll und für sie sinnstiftend beschäftigt und geht ganz in ihrer Arbeit auf! Die »Kekse« sind ein wenig hart heute, doch dienen sie ihrer »Pause« und sind ein wichtiges orales Stimulans!

Im Sinne der zu fördernden und zu erhaltenden Lebensqualität wäre es ein fachlicher Fehler, die Legosteine abzuräumen. Vorausgesetzt, eine Pflegeperson hat Frau S. im Blick und die Legosteine sind so groß, dass Frau S. sie nicht verschlucken kann. Niemand muss in diesem Moment Frau S. zu einer vermeintlich »besseren« Aktivität überreden (»Kommen Sie, wir basteln Osterkörbchen«).

6.2.4 Sinneserleben

Nutzen Sie Musik, Düfte, Filme, Bilder, Berührung, um immer wieder unterschiedliche Sinne anzuregen und auf ein gemeinsames positives Erleben des Augenblicks hinzuwirken. Bleiben Sie echt. Handeln Sie individuell und bedarfsorientiert – nicht nach dem Gießkannenprinzip eines Maßnahmenkatalogs. Die Gefühle, Befindlichkeiten und Wünsche des Menschen mit Demenz stehen im Mittelpunkt – sowie deren Höchstmaß an Mitbestimmung und Mitwirkung[22]. Es geht um situationsbedingtes Reagieren, soziale Teilhabe, Alltag, das Einbinden von Fähigkeiten. Die Person mit Demenz wird spüren, wenn Sie alleinig aus der Motivation heraus handeln, von einem für Sie unerwünschten Verhalten ablenken zu wollen.

---

[22] DNQP 2019, S4a

Exkurs: Kampf – Flucht – Totstellen

Oben hatte ich es schon kurz angerissen: Unsere zu verrichtenden pflegerischen Handlungen triggern möglicherweise herausforderndes Verhalten von Menschen mit Demenz. Erlebt unser Gehirn Stress reagiert es – egal, ob mit oder ohne Demenz – mit Verhaltensmustern, die unser Überleben sichern sollen. Kam also vor vielen 1.000 Jahren ein Säbelzahntiger um die Ecke, so legte das Hirn unserer Vorfahren mit steigendem Adrenalinspiegel folgende Vorschläge zur Rettung an den Tag:

- *»Ha, ein Säbelzahntiger! Na, dem wird' ich's zeigen! Stark genug bin ich locker, um es mit ihm aufzunehmen.«* (Kampf)
- *»Hui, ein Säbelzahntiger! Wie gut, dass ich so schnell bin, also, ab durch die Mitte und zum Schutz in meine Höhle!«* (Flucht)
- *»Oh weh, ein Säbelzahntiger! Ich versuche, mich zu beruhigen, meine Atemfrequenz herunterzufahren und mich tot zu stellen. Keine attraktive Beute zum Jagen.«* (Totstellen)

Können Sie diese Säbelzahntiger-Analogie auf Ihre Arbeit übertragen und Muster von Menschen mit Demenz erkennen, die Sie gern als herausfordernd einstufen?

> **Beispiel** Säbelzahntiger-Situationen
>
> Menschen mit Demenz laufen nervös umher, sie hören eilig und gehetzt wirkendes Stimmengewirr auf dem Krankenhausflur. Menschen mit Demenz sitzen apathisch in einem Raum, in dem der Fernseher schon den ganzen Tag läuft. Frau T. verweigert vehement die Grundpflege. Mit Fäusten trommelt sie auf die junge Pflegeschülerin ein, die sie duschen möchte. Dabei ist die Intertrigo-Prophylaxe bei Frau T. doch besonders wichtig! Die junge Schülerin ist angespannt und im Stress, die personelle Besetzung ist heute knapp, sie möchte alles richtig machen und hat noch weitere Klient*innen auf ihrer Liste, die sie mit der Pflegefachkraft im ambulanten Dienst besuchen wird.

Können Sie die möglichen Säbelzahntiger in diesen Situationen erkennen?

Entsprechend gilt es immer auszuloten, inwieweit Sie einen für die Person mit Demenz sinnvollen Alltag unterstützen und sich zwischen den Polen von Selbstbestimmung und Sicherheit bewegen können – an guten und an weniger guten Tagen. Im Sinne Kitwoods (▶ Kap. 6.1) und der person-zentrierten Pflege können wir alle die Verhaltensweisen des Kampf-Flucht-Totstellen-Musters rund um die unterschiedlichen Säbelzahntiger in der Pflege forcieren oder minimieren. Kitwood spricht dabei von sogenannten Personalen Detraktionen und personalen Aufwertern (▶ S. 95).

Tipp
Stärken Sie sich im Team doch einmal gegenseitig, indem Sie sich fragen:
- Welche unserer Fähigkeiten und Kompetenzen haben wir schon genutzt, um mit schwierigen Situationen zurechtzukommen?
- Was können wir dabei von den Kolleg*innen lernen?
- Mit welchem Patienten/welcher Klientin/Bewohnerin haben wir im vergangenen Monat eine Sternstunde der Begegnung erlebt? Was daran war so besonders?

Ein Tool, das den person-zentrierten Ansatz erlebbar macht und abbilden hilft, ist das das Demenz-Balance-Modell© nach Barbara Klee-Reiter.

Sage es mir, und ich werde es vergessen.
Zeige es mir, und ich werde es vielleicht behalten.
Lass es mich tun, und ich werde es begreifen
Konfuzius

Anders als in anderen Bereichen sind in der Begleitung von Menschen mit Demenz weniger Techniken und Fertigkeiten entscheidend, sondern die Persönlichkeitsentwicklung und – vorangestellt – die Bereitschaft zu eben dieser Persönlichkeitsentwicklung der Pflegeempfänger*innen.[23] Echtheit (Kongruenz) und Einfühlungsvermögen (Empathie) bilden dabei die Grundpfeiler. Die Arbeit mit Menschen mit Demenz erfordert in vollem Umfang den Einsatz der eigenen Person. Nur so wird die zentrale Aussage Kitwoods, es gehe in der Pflege und Betreuung von Menschen mit Demenz um den Erhalt des Personseins, letztlich gestalt- und umsetzbar.

Dazu bedarf es eines Schlüssels, die Situation von Menschen mit Demenz ansatzweise nachempfinden zu können, imaginär ein Stück weit »in ihren Schuhen« zu gehen. Je eindrücklicher diese Erfahrung, umso wertschätzender letztlich der Umgang mit Menschen mit Demenz. Bevor ich handle, muss ich verstehen. Verstehen kann ich, indem ich erspüre, wie Menschen mit Demenz sich fühlen können.

6.3 Das Demenz-Balance-Modell©

Pflegefachkraft, Demenz-Coach und Trainerin Barbara Klee-Reiter[24] hat mit dem Demenz-Balance-Modell© eine solche erfahrungsbezogene und erfahrungsgeleitete Methode geschaffen. Wie können Menschen mit Demenz sich fühlen und was hilft, um erlebten Defiziten wieder ausgleichende Impulse entgegenzusetzen? All das lässt sich über das Spiel mit dem Demenz-Balance-Modell© erfahren. Damit ist das Tool wertvoll für Angehörige wie für Pflegefachpersonen.

---

[23] Vgl. die Reisberg-Skala, https://www.alzheimer-deutschland.de/ueber-alzheimer-demenz/demenz-stadien
[24] www.perspektive-demenz.de

Info
Die Unterteilung in zwei Modelle (umgangssprachlich »groß« und »klein«) ermöglicht:
1. Verstehenszugänge für Personengruppen, die bisher keine oder nur wenig Berührungspunkte mit dem Thema Demenz hatten und/oder sich gleichzeitig dem Thema aus unterschiedlichen Professionen und Perspektiven nähern (An- und Zugehörige, ehrenamtlich Engagierte, Hauswirtschaftskräfte, Alltagsbegleiter, Fahrdienste etc.)
2. Verstehenszugänge für Pflegefachkräfte
Das Schaffen von Übergängen zwischen den jeweiligen Wissensständen und somit der interdisziplinären Zusammenarbeit zwischen allen Personen, die Menschen mit Demenz/mit einer demenzähnlichen Symptomatik begleiten (vom Hausmeister bis zur Einrichtungsleitung, vom Angehörigen bis zur Hauswirtschaftskraft, von der Kinderkrankenschwester bis zur Assistenzärztin, vom Alltagsbegleiter bis zur Pflegedienstleitung des ambulanten Pflegedienstes)
Die Möglichkeit der Adaption des standardisierten Modells in seiner Gestaltung auf die verschiedenen Lebenswelten (bspw. durch Konzipierung individueller Fragen zur Selbsterfahrung für Jugendliche oder Angehörige, oder auch Anpassung in interkulturelle Kontexte)

6.3.1 Zielsetzung

Eine Schulung mit dem Demenz-Balance-Modell© ermöglicht allen Teilnehmenden, sich der Erlebenswelt von Menschen mit Demenz über eine Form der Selbsterfahrung anzunähern. Ausgehend von der eigenen Person erfahren sie, was es heißt, wenn die Defizite, die durch eine Demenzerkrankung entstehen, die eigene Identität ins Wanken, aus dem Gleichgewicht bringen. Eigene Gefühle und Bedürfnisse zu erleben, schafft die Grundlage für das o. a. einfühlsame Verstehen von Menschen mit Demenz. Darüber hinaus entwickeln die Teilnehmer*innen in einer zweiten Phase des Modells auf der Basis ihres individuellen Erlebens Handlungsmöglichkeiten, um Wohlbefinden und Lebensqualität von Menschen mit Demenz wiederherzustellen und zu unterstützen und von außen ein Gegengewicht, eine neue Balance zu schaffen.

Funktionsweise des Demenz-Balance-Modells© über eine spielerische Selbsterfahrung:
- Welche Gefühle lösen Verluste in uns aus? Machen sie uns traurig, wütend, gleichgültig, ängstlich…?
- Was spendet Trost? Was beruhigt und hilft, zurück ins Gleichgewicht zu finden? Zuspruch durch Freunde oder Musik, brauchen wir Gesellschaft oder möchten wir lieber allein sein? Was hilft uns, wieder in Balance zu kommen (Ersatz-Ich im Außen)?

Diese Prozesse bei sich selbst zu erkennen und Antworten darauf zu finden, was Sicherheit und Trost schafft, versetzt alle Begleitenden in die Lage, einfühlsam auf Menschen mit Demenz zu reagieren, für die das Erleben von Verlusten an der Tagesordnung ist und fördert das Verständnis dafür, dass wir alle verschieden sind. Was für den einen an diesem Tag passt, kann für den anderen nicht stimmig sein. Eine Person mit Demenz kommt wieder in Balance, wenn sie von außen so viel Unterstützung erhält, wie notwendig ist, um sich selbstwirksam zu erleben.

Die Schulung mit dem Demenz-Balance-Modell© kann Begleitenden und Angehörigen helfen, über das Verstehen durch das eigene Erleben (*Wie fühle ich mich mit Verlusterfahrungen durch mögliche demenzielle Veränderungen?*) größtmögliche Selbstbestimmung zu ermöglichen.

6.4 Die Methode des Dementia Care Mapping

6.4.1 Ist Lebensqualität von Menschen mit Demenz messbar?

Das Tool des Dementia Care Mapping (DCM)[25] in der Qualitätssicherung geht dieser Frage nach der Lebensqualität nach. Über den gesamten Tag werden Bewohner*innen oder Patient*innen mit Demenz in ihrem Tun beobachtet und ihre Verhaltensweisen verschiedenen Kategorien zugeordnet. Darüber hinaus werden diesen Kodierungen der Aktivitäten auf einer Skala von minus bis plus 5 ein mögliches persönliches Erleben zugeordnet: *»Frau R. hat einen Joghurt verspeist und leckt über einen Zeitraum von 15 min weiterhin genüsslich den bereits leeren Becher aus. An ihrer Mimik ist deutlich zu erkennen, wie gut es ihr geschmeckt haben muss. Dies wird der Kategorie F für Food und einem Wert von plus 3 auf der Skala zugeordnet.«*

So entsteht über den Tag eine sprichwörtliche »Landkarte« der Emotionen in Verbindung mit Verhaltenskategorien (daher der Begriff »Map« = englisch für »Landkarte«). Dieser »Routenplaner« kann Pflegekräften helfen, in der Beziehungsgestaltung noch sicherer durch den Tag zu navigieren und die Menschen, die sie begleiten, noch besser einzuschätzen. *»Wann fühlt Frau P. sich besonders wohl? Ist sie in der Lage, ihr Wohlbefinden und ihr Unwohlsein auszudrücken und welcher Mittel und welcher Verhaltenskategorien bedient sich?«*

Im Dementia Care Mapping wird neben den Menschen mit Demenz, ihrem möglichen Befinden und ihren Verhaltensweisen und Ausdrucksmöglichkeiten auch das Umfeld in die Beobachtung mit einbezogen. *»Welche Umgangsformen der Begleitenden unterstützen die Menschen mit Demenz in ihrem Wohlbefinden (sog. »Personale Aufwerter« oder »positive Ereignisse«), welche Umgangsformen und Verhaltensweisen der Begleitenden schränken das Wohlbefinden ein (sog. »personale Detraktionen«)?«*

---

[25] https://www.bibliomed-pflege.de/sp/artikel/31058-dementia-care-mapping-dcm

> **Beispiel** — Leerer Becher? Wird umgehend entsorgt!
>
> Betreuungskraft Katja räumt mit anderen Bewohnern nach der Frühstücksgruppe den Tisch ab. Fokussiert auf den Versorgungsgedanken und die institutionellen Abläufe hat sie auch den leeren Joghurtbecher von Frau R. im Blick. Mit einem kurzen »*Der ist doch leer, der Joghurt, geben Sie mal her*«, nimmt Katja Frau R. den Becher aus der Hand und entsorgt ihn.

Wie wird Frau R. reagieren, was denken Sie? Wir können es nicht mit Bestimmtheit sagen. Doch gleichzeitig können wir erahnen, dass dieser Moment in jedem Fall Verunsicherung für Frau R. beinhaltet. Je nach dem Klang der Stimme der Betreuungskraft (Menschen mit Demenz sind wie Seismografen für das Erfassen und Erspüren von Stimmungen, (▶ S. 112) erlebt Frau R. vielleicht das diffuse Gefühl, etwas falsch gemacht zu haben. Wie könnte Frau R. sich fühlen? Was bedeutet dies in Folge, wenn Katja ihr den Joghurtbecher weiter überlassen hätte und bemerkt, wie gut es ihr augenscheinlich schmeckt oder dass Erdbeerjoghurt auch ihre absolute Lieblingssorte sei?

Um es klar zu formulieren: Es geht nicht darum, für Menschen mit Demenz den ganzen über für »gute Laune« zu sorgen. Sie sind Pflegefachkraft und kein Jubelkasper. Ein solches Verhalten käme einer Entwertung der Person gleich. Sie sollen und dürfen herausfordernde Situationen in der Pflege auch als solche benennen. Alles andere wäre unecht. Erinnern Sie sich: Echtheit und Kongruenz sind Grundpfeiler Ihrer Haltung und Ihrer Arbeit mit Menschen mit Demenz. So können sie beispielsweise aufkommende Säbelzahntiger und Ihre Reaktionen auch benennen: »*Junge, junge, Herr Z., heute haben wir uns gegenseitig aber auf dem falschen Fuß erwischt. Alle Tage ist kein Sonntag. Jetzt atme ich mal tief durch und dann probieren wir es wieder miteinander, einverstanden?*« Wie in den Begegnungen mit Menschen ohne Demenz auch, ist schlichtweg entscheidend, dass Sie meinen, was Sie sagen und sagen, was Sie meinen. Es geht darum, ein gutes Miteinander zu gestalten, in der Sie als Pflegefachperson Ihr Tun reflektieren. Wie überall schleichen sich in unseren Arbeitsalltag Gewohnheiten und ab und an auch institutionelle

Scheuklappen ein. Bleiben Sie bei Ihrer Bereitschaft, Ihr Tun und Handeln zu reflektieren, und Sie sind nahe dran an der Umsetzung des person-zentrierten Ansatzes.

 Übung

Beobachten Sie (sich) bitte
- Wo sprechen Sie über die Köpfe des Bewohners oder der Patientin hinweg mit einer Kollegin?
- Wie sprechen Sie über Menschen mit Demenz im Team?
- In welchen Situationen reagieren Sie nicht auf die »Hallo«-Rufe einer Dame mit Demenz?
- In welchen Situationen legen Sie Menschen mit Demenz einen Kleiderschutz an, ohne Ihr Tun zu kommentieren?
- Wie verhalten Sie sich, wenn Sie ein Zimmer/die Station betreten? Grüßen Sie alle? Sprechen Sie Klient*innen nur im Vorbeigehen an, mit einer kurzen Berührung? Wann nähern Sie sich einer Person mit Demenz von hinten statt auf ihr Blickfeld zu achten?
- Wo bagatellisieren Sie emotionale Situationen? (»*Jetzt weinen Sie doch nicht immer, Frau Y., so schlimm ist das doch nicht.*«)
- Wo sprechen Sie Menschen mit Demenz ihre Wahrnehmung und Kompetenz ab? (»*Sie müssen gar nicht zur Toilette, Sie waren gerade erst vor fünf Minuten.*«)
- Wo schränken Sie die Selbstbestimmung von Menschen mit Demenz über ein notwendiges Maß hinaus ein (»*Bleiben Sie sitzen, es gibt doch gleich Kaffee, wo wollen Sie denn schon wieder hin?*«)

Wie sind unter dem Gedanken des DCM wohl folgende Aussagen einer Dame mit Demenz über den Tag hinweg einzuordnen, was denken Sie?
- »*Mir ist elend.*«
- »*Halt die Klappe.*«
- »*Der Kaffee ist heiß/kalt etc.*«
- »*Schmeckt sehr, sehr lecker.*«
- »*Ich muss mal weinen, dann geht's mir besser, Weinen muss mal raus.*«

- »Bitte mein Kind, hallo, mein Kind muss eingepackt werden, es ist so kalt. Bitte überlegt Euch mal was mit dem Jungen.«
- »Herrgott nochmal, was ist denn das für ein Krach, muss man denn so einen Krach machen?«
- »Lieber Gott, steh mir bei. Der liebe Gott ist immer bei uns und passt auf die Kinder auf.«
- »Ich bin so traurig und weiß gar nicht, warum.«
- »Das ist ja entzückend.«
- »Isst Du auch gern Schokolade? Da haben wir ja was gemeinsam!«
- »Wir sind ein Team, wir zwei, und fleißig!«

Das erstellte Profil des DCM wird mutmaßlich eine hohe Schwingungsfähigkeit ausweisen. Die Dame ist in der Lage, sich mit ihren Emotionen und Empfindungen, ihrer Erlebenswelt mitzuteilen – was für eine Ressource! Sie lässt biografisch bedeutsame Atmosphären und Erfahrungen erkennen (Spiritualität, Vorlieben, Werte, Sorge um andere) und stellt sich und ihr Erleben in den Kontext mit anderen. Dabei ist sie in der Lage, auf einen großen Wortschatz zurückzugreifen.

Info
Wie wir die Aussagen der Dame einordnen, ob wir sie möglicherweise als »anstrengend« und »nervig« in der Kommunikation bewerten, ist **kein** Indikator und erst recht kein Maßstab für die Lebensqualität!

Gleichzeitig nehmen wir mit unseren Reaktionen (vgl. Aufwerter/Detraktionen) direkten Einfluss auf das Verlusterleben oder das Stärken der Kompetenzen dieser Dame.

6.4.2 Kritische Anmerkung zum DCM

Nicht übersehen werden sollte bei der Methode des DCM als einem beobachtungs- und beurteilungsbasierten Verfahren, dass die subjektive Sicht der Beobachtenden eine nicht zu unterschätzende Rolle spielt und letztlich einen Schwachpunkt der Methodik darstellt. In der Regel erfolgt ein DCM immer zu zweit, um sich in den Beobachtungen einer ansatzweise validen Objektivierung zu nähern. Gleichzeitig bleibt es bei einer subjektiven Einordnung der Beobachtungen. Es ist Aufgabe der Mappenden, sich immer wieder bewusst zu machen, dass auch sie vor möglichen Fehldeutungen nicht gefeit sind. So drückt ein Lächeln einer Person mit Demenz nicht immer nur Freude aus, sondern kann auch ein Zeichen für erlebte Hilflosigkeit sein.

Die Mappenden sollten entsprechend über ein geschultes Auge für Menschen mit Demenz verfügen. Darüber hinaus ist das Erleben, dass sich ein Team im Rahmen des DCM »beobachtet« fühlt, oftmals Auslöser für andere Verhaltensweisen und Prozesse im Vergleich zu den Tagen, an dem das Team auf sich gestellt ist. Auch kann dieses Gefühl des Beobachtet-Werdens eine künstliche Atmosphäre kreieren und hausgemachte Stressreaktionen hervorrufen, da Menschen mit Demenz wie ein Seismograf auf Stimmungen reagieren.

Nichtsdestotrotz bildet das Tool des DCM eine gute Möglichkeit zur Selbstreflexion unter der Frage, wie sind wir mit unserem Team im Rahmen des Person-zentrierten Ansatzes aufgestellt, was sind unsere Ziele, wie möchten wir unser Denken, Fühlen und Handeln in der Begleitung von Menschen mit Demenz verstanden wissen (bspw. auf unserem Weg zu einem demenzsensiblen Krankenhaus)?

7 Kommunikation, Interaktion und Beziehungsgestaltung

Simone Viviane Plechinger

Als Pflegefachperson ist der Kompetenzbereich Kommunikation und Beratung für Sie in allen pflegefachlichen Kontexten relevant. Sie gestalten Kommunikation und Interaktion mit Menschen aller Altersstufen sowie deren Bezugspersonen personen- und situationsbezogen und stellen eine angemessene Information und Informationsweitergabe sicher. Sie reflektieren Gefälle von Macht und Machtmissbrauch in der Begleitung. Sie erkennen Kommunikationsbarrieren und reagieren angemessen darauf, ggf. setzen Sie unterstützende Maßnahmen ein, mit denen Kommunikation möglich oder besser möglich ist. Sie gestalten kurz- und langfristige professionelle Beziehungen mit Menschen, ihren Zugehörigen und Bezugspersonen. Ihre Kommunikation ist dabei von Empathie, Wertschätzung, Achtsamkeit und Kongruenz gekennzeichnet. Dabei balancieren Sie Nähe und Distanz aus und unterstützen (auch desorientierte!) Patient*innen oder Bewohner*innen bei Entscheidungsfindungen. Sie sind in der Lage und innerlich bereit, Konfliktsituationen zu erkennen und zu reflektieren. Kurzum: Sie sind eine Pflegefachperson mit der Betonung auf **Fach**person. Sie sind vom Fach. Mit dem Ende Ihrer Ausbildung stellen Sie genau das unter Beweis. Sätze wie »Ich bin gerade erst zum Dienst gekommen« sind demnach **kein** Ausdruck Ihrer Fachlichkeit.

7.1 Grundlagen der Kommunikation

Knackig gebündelt haben Sie jetzt die Gelegenheit, Ihr Wissen rund um den Kompetenzschwerpunkt II (Kommunikation) auf einen Blick aufzufrischen und abzugleichen. Wie die folgenden Kapitel zeigen, ist dieses Basiswissen besonders für die Begleitung von Menschen mit Demenz essentiell.

Wir unterscheiden drei Kommunikationsarten
1. Verbale Kommunikation: meint Kommunikation unter der Verwendung von Sprache, Worte mit Bedeutungen und Sprache in Schriftform
2. Paraverbale Kommunikation: meint Kommunikation unter Verwendung des Spektrums unserer Stimme und ihren musikalischen Bausteinen Tonfall, Lautstärke, Geschwindigkeit (»wie« wird gesprochen, ▶ Kap. 7.4.2).
3. Nonverbale Kommunikation: dazu zählen Mimik, Gestik, Körperhaltung. Unsere nonverbale Kommunikation ist die elementarste Ausdrucksform. Die Kommunikation unter Verwendung nicht sprachlicher Mittel ist stets aktiv und wird auf dieser Ebene auch immer verstanden (▶ Kap. 7.3).

7.1.1 Sender-Empfänger-Modell

In jeder Kommunikation gibt es einen Sender und im Gegenüber einen Empfänger, der die Nachricht des Senders entschlüsselt. Kommunikation und damit stimmige Entschlüsselung durch den Empfänger gelingt dann, wenn gleiche Prinzipien die Grundlage bilden, beispielsweise durch die Wortwahl oder im pflegerisch-medizinischen Kontext auch durch Fachsprache. Entsprechend entstehen Störungen in der Kommunikation aus unterschiedlichen Prinzipien und Positionen, z. B.:
- Sie sprechen im Fachjargon mit Angehörigen – diese werden Sie entsprechend nur schwer bis gar nicht verstehen.

- Ihre Sätze an Menschen mit Demenz sind sarkastisch und überheblich. Sie werden zum einen aufgrund der kognitiven Einschränkung nicht verstanden und schaden zum anderen der Kommunikation auf allen Ebenen.

7.2 »Vier Ohren und vier Schnäbel« – das psychologische Kommunikationsmodell nach Schulz von Thun

Das vermutlich meist zitierte Modell über zwischenmenschliche Kommunikation wurde bereits 1977 zum ersten Mal publiziert. Es ist das Kommunikationsquadrat oder auch »vier Ohren und vier Schnäbel«-Modell des Hamburger Kommunikationspsychologen Friedemann Schulz von Thun[26]. Es verdeutlicht die Vielschichtigkeit unserer Kommunikation anhand von vier Seiten eines Quadrates.

Info

Nach Schulz von Thun senden wir
- eine Sachinformation (worüber ich informiere: Zahlen, Daten, Fakten, neutraler Sachverhalt)
- eine Selbstkundgabe (was ich von mir zu erkennen gebe: meine Emotionen, meine Auffassung, meine innere Einstellung)
- einen Beziehungshinweis (was ich von Dir halte und wie ich zu Dir stehe, auch nonverbale Kommunikation gehört in diesen Bereich)
- einen Appell (was ich verdeckt bei Dir erreichen möchte, was ich möchte, dass Du tun sollst)

---

[26] https://www.schulz-von-thun.de/die-modelle/das-kommunikationsquadrat

Da Kommunikation zweiseitig erfolgt, immer einen Sender und einen Empfänger hat, sprechen wir zu unseren Gesprächspartnern also mit vier Schnäbeln und hören mit vier Ohren. Störungsfrei läuft Kommunikation dann, wenn Sender und Empfänger sich »verstehen«. Der Empfänger der Nachricht hört und interpretiert »richtig«, was sein Gegenüber sagen will. Ob die Nachricht auf dem »richtigen« Ohr gehört wird, hat demnach entscheidende Folgen für den Kommunikationsverlauf.

> **Beispiel** Der Arzt sagt zur Pflegekraft
>
> Arzt-»Schnabel« sagt: »*Ich brauche den Bewohner nicht zu sehen.*«
> - Sachinformation: »*Es ist nicht notwendig, dass wir den Bewohner aufsuchen.*«
> - Selbstkundgabe: »*Ich entscheide nach Aktenlage.*«
> - Beziehungshinweis: »*Ich als Arzt bin es gewohnt, Anweisungen und klare Ansagen zu geben und kommuniziere auf diesem erlernten Weg auch mit der Pflegefachkraft.*«
> - Appell: »*Ich möchte die Visite mit Hilfe der Pflegekraft schnell abwickeln.*«
>
> Ohren der Pflegekraft hören:
> - Sachinformation: »*Es ist nicht notwendig, dass wir zum Bewohner gehen.*«
> - Selbstkundgabe: »*Der Arzt will die Einrichtung schnell wieder verlassen und Kontakt mit den Bewohnern vermeiden.*«
> - Beziehungsebene: »*Was denkt er sich, so mit mir zu reden? Ich kenne meine Bewohner und sorge täglich gut für sie. Ich verstehe mich als Fürsprecher meiner Bewohner. Denkt der, er könnte alles hier allein entscheiden und in meine Abläufe grätschen?*«
> - Appell: »*Ich bin eine verantwortungsbewusste Pflegefachkraft und möchte so wahrgenommen werden.*«

Sie nehmen darüber hinaus die paraverbale und nonverbale Ebene im Gespräch wahr. **Wie** wird gesprochen? Welche Worte werden verwendet? Hören Sie Überheblichkeit aus der Stimmlage? Sind Sie dem Arzt freundlich zugewandt? »*Pflegefachpersonen berücksichtigen in ihrer Kommunikation verbale, paraverbale und nonverbale Anteile. Die Kommunikationsmodelle helfen,*

Störungen zu vermeiden und gelungene Kommunikationsprozesse umzusetzen. Pflegefachpersonen wissen um die Notwendigkeit zur Reflexion der persönlichen Deutungs- und Handlungsmuster.«[27]

Da wir stets nur bei uns selbst anfangen können, ist Selbstreflexion also wertvoll. In welcher Rolle agieren und reagieren Sie gerade? Welche Rolle muss verlassen werden, um Kommunikation auf Augenhöhe zu ermöglichen und zurück zur Sach- und Fachlichkeit zu finden? Welche Rolle gibt Ihnen Sicherheit? Wann hilft welcher Blick von außen? Die Art und Weise, wie Sie die Situation interpretieren und in welcher Rolle Sie sich befinden, wie Sie sich selbst erleben etc., hat Auswirkungen auf das weitere Interaktionsgeschehen.

> **Fazit** — **Eine gelungene Kommunikation**
>
> Eine gelungene Kommunikation ist gegeben, wenn:
> - eine klare Atmosphäre auf der Beziehungsebene herrscht,
> - Sie wissen, dass jeder Sender eine Nachricht mit vier »Schnäbeln« versendet,
> - Sie wissen, dass jeder Empfänger mit vier »Ohren« hört,
> - Sie wissen, dass es für den Kommunikationsverlauf entscheidend ist, mit welchen Schnäbeln Sie sprechen und mit welchen Ohren Sie hören,
> - entsprechend Doppeldeutigkeiten vermieden werden.

Sie können sich fragen: Sind manche Ohren, mit denen Sie hören oder Schnäbel, mit denen Sie sprechen, größer als andere? Ist Ihr Beziehungsohr sehr aktiv? Sind Sie schnell bemüht, es dem Gegenüber recht zu machen (Appell-Ebene)?

---

[27] Schmal J (2022): Prüfungswissen Pflegefachfrau/Pflegefachmann in der generalistischen Pflegeausbildung. Urban und Fischer, München, S. 78

Nehmen Sie sich vor, in allen Gesprächen hellhörig zu sein: Wie redet mein Gegenüber mit mir? Was schwingt möglicherweise mit, was mit Worten nicht ausgesprochen wird?

Üben Sie das aktive Zuhören, fragen Sie nach: »*Verstehe ich Sie richtig, dass Sie bspw. aus Gründen des Zeitmanagements nicht beim Bewohner vorstellig werden möchten? Ich denke darüber so: ... (fachliche Gründe)*«.

Schwingen Sie sich auf das Gegenüber ein: »*Ich kann gut nachfühlen, dass Sie aufgebracht sind. Lassen Sie uns die Situation gleich in Ruhe anschauen und beide einmal kurz durchatmen.*«

Bemühen Sie sich selbst um größtmögliche Transparenz und Klarheit und versuchen Sie so, Fehlinterpretationen zu vermeiden. Neben Sie z. B. eine ähnliche Körperhaltung ein wie Ihr Gegenüber und signalisieren Sie so offene Kommunikationsbereitschaft. Oder sprechen Sie betont ruhig und sachlich, wenn Ihr Gegenüber aufgebracht ist.

Wenn Sie selbst offen(er) sind, deutlich und klar an- und aussprechen, was Sie denken und meinen (Haltung und fachliche Kompetenz) geben Sie ein Beispiel und sind Modell für eine neue Gesprächskultur in Ihrer Einrichtung/mit dem Arzt etc.

Beispiel für offene Fragen und Sätze einer wertschätzenden Grundhaltung
- »*Wie können wir es...*«
- »*Was können wir gemeinsam...*«
- »*Wie können wir gemeinsam dafür sorgen...*«
- »*Wie können wir es besser machen, dass die Medikamentenpläne sowohl hier als auch in Ihrer Praxis immer aktuell und korrekt sind?*«
- »*Danke für Ihr Verständnis!*«
- »*Danke für Ihr Vertrauen in meine Arbeit!*«

Beispielsätze für Ihre Selbstsicherheit/Ihr Selbstbewusstsein als Pflegefachperson
- »Wir arbeiten nach Expertenstandards. Im Sinne des Expertenstandard Beziehungsgestaltung in der Pflege von Menschen mit Demenz bedeutet das...«
- »Das ist der neueste Stand der Pflegewissenschaft.«
- »Wir versuchen, Fehler zu vermeiden, indem wir strukturiert und aufmerksam vorgehen. In Bezug auf unsere Klient*innen bedeutet das...«
- »Dafür spricht, dass...«

Der Aufbau einer professionellen Beziehung ist elementarer Bestandteil und die Basis für sämtliche pflegerische Tätigkeiten – auch und gerade, wenn das in unserem auf Funktionalität und Versorgung ausgerichteten Pflegesystem oft in Vergessenheit gerät. Eine Grundlage bildet das Wissen rund um die klientenzentrierte Gesprächsführung nach Carl Rogers[28], heute ein fester Bestandteil der Kommunikation auch außerhalb eines therapeutischen Rahmens.

> **Fazit** **Klienten-/person-zentrierte Gesprächsführung**
>
> Klientenzentrierte, in Anlehnung an Kitwood auch »person-zentrierte« Gesprächsführung, zeichnet sich durch folgende drei Merkmale aus:
> 1. Akzeptanz: Das Gegenüber wird als eigenständige Person mit eigenen Vorstellungen, Werten und Überzeugungen angesehen und in seinem »So-Sein« akzeptiert (Grundhaltung auch in vielen Pflegeleitbildern)
> 2. Empathie: der Versuch, sich in mein Gegenüber und seine Erlebenswelt hinein zu spüren, sog. »Einfühlungsvermögen«
> 3. Echtheit/Kongruenz: »*Ich meine, was ich sage und sage, was ich meine*«

---

[28] Vgl. Rogers CR (1983): Die klientenzentrierte Gesprächspsychotherapie. Fischer, Frankfurt.

7.3 »Man kann nicht kommunizieren« – die fünf Grundsätze im kommunikationstheoretischen Ansatz nach Paul Watzlawick

Paul Watzlawick war ein österreichisch-amerikanischer Philosoph, Kommunikationswissenschaftler und Psychotherapeut. In seinem kommunikationstheoretischen Ansatz hat Watzlawick fünf Grundsätze, sog. Axiome, formuliert:

1. **Man kann nicht kommunizieren.** Jedes Verhalten hat Mitteilungscharakter – auch Schweigen und Gesprächspausen. Ein Gespräch auf Augenhöhe bahnen Sie nonverbal an: Nur zu 7 % kommt beim anderen an, was Sie an sachlichem Inhalt überbringen, der Rest der Kommunikation erfolgt nonverbal.
2. **Jede Kommunikation hat einen Inhalts- und Beziehungsaspekt.** Zu den Inhalten zählen Informationen und Datenvermittlung. »Beziehungsaspekt« meint die Art und Weise, wie Sie Ihre Botschaft verstanden wissen möchten. Kommunikation gelingt bei Einheit von Inhalts- und Beziehungsaspekt.
3. **Verhalten ruft Reaktionen hervor.** Die Art und Weise, wie Sie kommunizieren, löst im Gegenüber etwas aus. Konflikte entstehen dadurch, dass der jeweils andere als Ursache für Ihr eigenes Verhalten angesehen wird.
4. **Gelungene Kommunikation weist Kongruenz zwischen verbaler und nonverbaler Art zu sprechen auf.** *»Ich meine, was ich sage.«*
5. **Gesprächspartner begegnen sich entweder auf Augenhöhe oder im Rahmen einer Hierarchie** (Pflegedienstleitung – Auszubildende, Gesunder – Kranker, Pflegefachperson – Person mit kognitiven Beeinträchtigungen). Sich der Hierarchien bewusst zu sein, ist Aufgabe Ihrer Fachlichkeit im Kontext der Kommunikationsgestaltung.

7.3.1 Kommunikationsbarrieren

Kommunikationsbarrieren sind Faktoren, die die Kommunikation behindern oder hemmen können. Sie können sowohl vom Sender als auch vom Empfänger oder von äußeren Faktoren ausgehen. Ihr Auftrag als Pflegefachperson ist:

- »*Pflegefachpersonen erkennen und reagieren angemessen auf Kommunikationsbarrieren und verwenden die für eine gelingende Kommunikation notwendigen Hilfsmittel und Maßnahmen zur Förderung einer Interaktion.*«[29]
- Bezogen auf die Kommunikation mit Menschen mit kognitiven Beeinträchtigungen bedeutet dies konkret:
  - Sie vermitteln im Gespräch mit Menschen mit Demenz Ruhe und Gelassenheit.
  - Sie verwenden kurze Sätze.
  - Sie machen klare und leicht verständliche Angaben.
  - Sie sorgen für ein gutes akustisches Milieu und vermeiden bspw. eine laute Umgebung, sodass beim Gegenüber ankommen kann, was Sie zu sagen haben.
  - Sie beobachten Mimik, Gestik und Körperhaltung der Menschen mit Demenz sowie ihre eigene.
  - Sie nehmen sich Zeit.
  - Sie überprüfen, ob es fernab der kognitiven Veränderung auch Aspekte einer Sehbehinderung oder -minderung oder einer Schwerhörigkeit gibt und beziehen diese in Ihre Maßnahmen für eine gelingende Kommunikation mit ein (Nutzung von Hörgeräten und Brille, Blickkontakt, Gespräch sprichwörtlich auf »Augenhöhe«)
  - Sie wenden Validation an und sind mit der Methode vertraut.

---

[29] Schmal 2022, S. 83

7.3.2 Kommunikationskompetenz – Wir pflegen auch mit Worten!

»Professionelle Kommunikation basiert auf einer professionellen Beziehungsgestaltung. Pflegefachpersonen nutzen autonomiefördernde und wertschätzende Interaktionsformen und vermeiden gesprächshemmende Faktoren. In der pflegerischen Beziehung hatten sie eine professionelle Balance zwischen Nähe und Distanz.«[30]

Als Pflegefachperson zeigen Sie Bewusstsein für die eigene Kommunikation und die Reflexion von Interaktion. Sie bauen eine professionelle Beziehung auf. Diese ist elementarer Bestandteil **jeder** pflegerischen Maßnahme und besonders bedeutsam für die Kommunikation mit Menschen mit Demenz (▶ Kap. 7.4). Zu Ihrer Kommunikationskompetenz im Allgemeinen und im Besonderen mit desorientierten Menschen zählen von Beginn an:

- Das aufrichtige Interesse an der Person und deren Biografie, einschließlich des zeitgeschichtlichen Kontextes, in dem die Person aufgewachsen ist (▶ Kap. 8)
- Die Berücksichtigung von Bedürfnissen und Gewohnheiten
- Das Erkennen von Ressourcen und deren Förderung (▶ Kap. 6.3)
- Sensibilität im Umgang mit Emotionen, Ängsten und Sorgen von Menschen mit Demenz und ihren Angehörigen
- Integration in den Pflegeprozess, Arbeit gem. Expertenstandard Beziehungsgestaltung und entsprechende Zielformulierungen
- Achtsamkeit in der Kommunikation sowie respektvoller Umgang (nicht über, sondern mit Menschen mit Demenz sprechen)

Entsprechend des Expertenstandards Beziehungsgestaltung (▶ S. 46ff und ▶ S. 75ff) ist der Einbruch von Kontakt und Interaktion für Menschen mit Demenz nachvollziehbar mit Panik, Angst, Isolation, Befremdung verbunden. Entsprechend kommt mit dem Fortschreiten einer Demenzerkrankung

---

[30] Schmal 2022, S. 82

der nonverbalen Kommunikation mit Menschen mit Demenz eine noch größere Bedeutung zu. Es ist Ihre Aufgabe und Verantwortung, sog. »Mikroverhaltensweisen« zu erkennen und einzuordnen.

Wenn wir als Pflegende sprechen, so bringen wir unsere gesamte Kompetenz zum Ausdruck – sozial und fachlich. Unsere Gesprächskompetenz immer wieder zu erweitern, trägt zudem auch zur Aufwertung unseres Berufsbildes bei. Mit einem guten Wort zur rechten Zeit zeigen Sie, dass Sie leben, was Sie gelernt haben und was Sie demnach auszeichnet. Besonders in der Begleitung von Menschen mit Demenz tun wir gut daran, alte sprachliche Pfade zu verlassen und neue kommunikative Autobahnen in der Begleitung zu bauen. Dies gelingt über unsere Wortwahl. Worte lassen Bilder in unserem Kopf entstehen, die einen wesentlichen Beitrag für die für Menschen mit Demenz so bedeutsamen Momente von Sicherheit und Geborgenheit leisten.

Vermeintlich kleine Sätze wie »*Die Wunde an Ihrem Bein heilt gut, Herr H.*« oder »*Heißer Kaffee ist was wunderbares*« vermitteln Zuversicht, Freundlichkeit, Motivation, Dankbarkeit, Mut. Machen Sie sich in Ihrer Kommunikation auf die Reise und verbinden Sie Ihr Wissen mit den Bildern und Emotionen sowie der Bedeutung hinter den Worten wie z. B. Wertschätzung, Achtsamkeit, Lebensfreude, Leichtigkeit, Schutz, Stärken stärken, individuelle Pflege:

- »*Sie besitzen viel Willenskraft.*«
- »*Mit welcher Begeisterung Sie jedes Mal an der Kochgruppe teilnehmen, begeistert auch mich, Frau K.*«
- »*In Zimmer 711 wird heute Morgen viel gelacht. Wie gut ist es doch, wenn wir uns alle unseren Humor bewahren, nicht wahr, Herr X.?*«
- »*Bitte beachten Sie unsere Besuchszeiten. So achten wir alle auf die Ruhephasen der Menschen mit Demenz in unserer Tagespflegeeinrichtung.*«

Tipp
Nutzen Sie Ihr Wissen für die Ermutigung und Wertschätzung von Menschen mit Demenz: »*Was höre ich denn da in Ihrer Stimme? Das klingt nach Wehmut und Sehnsucht. Das kann ich mir gut vorstellen, Frau Plechinger, Sie haben so viel erlebt.*« – »*Wie schön zu sehen, wie behutsam die Ärztin heute mit Ihnen umgegangen ist.*« – »*Es berührt mich sehr, was Sie erzählen und wie Sie das sagen.*«

Egal, ob Krankenhaus, ambulante Pflege oder stationäre Langzeitpflegeeinrichtung: Sie haben als Pflegende innerhalb eines Dienstes viele Gesprächspartner. Sie sprechen mit einer großen Anzahl an Personen, die alle unterschiedliche Anliegen, Bedürfnisse, Persönlichkeiten und Funktionen haben oder ausführen. Umso relevanter ist, dass Sie das Thema Kommunikation in den Fokus Ihrer Fachlichkeit rücken, und es nicht nur als kleinen Teil Ihrer schriftlichen oder praktischen Prüfungsleistung begreifen.

Bewusstheit und Sicherheit in der Kommunikation schont Ihre Ressourcen und Ihre Zeit als Pflegefachperson. Der bewusste Umgang mit verbaler und nonverbaler Kommunikation ermöglicht es Ihnen, Ihr Wissen **und** Ihr Können unter Beweis zu stellen. Wenn Sie die Chancen und Potenziale von Gesprächs-, Dialog- und Sprachkompetenz besonders rund um das Thema Demenz erkennen, eröffnen sich Ihnen neue Möglichkeiten auf vielfältigen Ebenen: Sie sind nicht länger das Opfer von Stimmungen im Team oder von äußeren Stressoren. Sie sind eine fähige, reflektierte und zu respektierende Pflegefachperson, die aktiv Wege in den beruflichen Gesprächsanforderungen beschreitet, die das Thema Demenz an sie stellt. Dies nimmt nicht nur Einfluss auf die Pflegequalität, sondern auch auf Ihre eigene Gesundheit. So wie Ihre Gedanken und Worte Einfluss auf Ihre Handlungen nehmen, so nimmt die Qualität Ihrer Arbeit Einfluss auf Ihre Emotionen. Auch hier gilt: Alles ist Kommunikation, alles ist mit allem verbunden. All diese Aspekte kommunizieren miteinander. Sie sparen Zeit und Kraft, wenn Sie sich von jetzt an auf Ihre Art zu kommunizieren konzentrieren.

7.4 Von der Wirkung Ihrer Stimme und dem Umgang mit einer achtsamen Wortwahl

Im Expertenstandard Beziehungsgestaltung wird betont, dass das **Wie** einer pflegerischen Maßnahme genauso wichtig ist, wie die durchzuführende Maßnahme selbst[31]. Für Ihre verbale Kommunikation mit Menschen mit Demenz bedeutet das, dass die Art und Weise, **wie** Sie etwas sagen, mindestens genauso wichtig ist, wie das, **was** Sie sagen möchten.

Ist Ihnen schon mal bei Kollegen oder vielleicht sogar bei sich selbst aufgefallen, dass sich plötzlich die Stimmlage verändert – je nachdem, mit wem wir kommunizieren oder in welchem Zusammenhang? Ein Beispiel aus meiner Praxis: Siedend heiß fällt mir ein, dass ich für Frau H., die mit einer vaskulären Demenz in einer Einrichtung lebt, ein Trinkprotokoll erstellen soll. Wie sieht es denn aus mit der Bilanzierung? Betont freundlich und mit einer vermeintlich netten Kümmerstimme spreche ich sie an: »*Hallo, Frau H., möchten Sie vielleicht noch einen Tee? Ich hole Hagebutte, den haben Sie doch so gerne, gell?*« Frau H. blickt mich an, schaut finster, schiebt ruckartig den Stuhl nach hinten und verlässt das Zimmer. Ich laufe aufgeregt hinterher. Hat sie mich vielleicht nicht verstanden? Ich baue mich vor ihr im Flur auf und säusele ihr die gleichen Worte ins Ohr. »*Ich hau Dir gleich eine runter*«, schreit sie mich an und hebt ihre Hand.

Was kann ich besser machen?

7.4.1 Stimme kommt von Stimmung

Dem Klang meiner Stimme kann Frau H. entnehmen, wie es mir geht. Menschen mit Demenz erspüren Atmosphäre und Energie in besonderem Maße und sie reagieren unmittelbar darauf. Sie hören, ob wir glücklich, gestresst oder genervt sind – und ob wir es ehrlich mit ihnen meinen. Sie hören das in allen Nuancen, die uns auf der bewussten Ebene verborgen sind oder über

---

[31] Vgl. DNQP 2019

die wir manchmal »hinweghören«. Menschen mit Demenz reagieren auf die Paraverbalität (▶ S. 101), also auf das, was an Emotionen in unserer Stimme über die Tonhöhe, Lautstärke, Pausen, Tempo hörbar wird. Der Klang meiner Stimme kann demnach eine Ursache für Unruhe oder eine Quelle für Sicherheit und Geborgenheit sein – und ich als Pflegefachperson trage die Verantwortung für den bewussten Umgang mit meiner Stimme. Es ist an mir, mir diese beziehungsgestaltende Wirkung als Grundlage für die Einflussnahme auf herausfordernd erlebtes Verhalten bewusst zu machen. Stimme kommt von Stimmung. Frau H. hört, dass meine Stimme heute ganz anders klingt. als sie es sonst gewohnt ist: höher, gepresster, angestrengt. Sie hört, dass ich nicht im »Brustton der Überzeugung« spreche, sondern versuche, übertrieben nett zu sein. Sie hört, dass ich eine Absicht verfolge und nicht die Kommunikation zu ihr das Ziel meiner Kontaktaufnahme ist. Entsprechend vehement fällt ihre Reaktion aus...

Unsere Stimme steht in direktem Austausch mit unserem Gehirn. Unser Atem reagiert auf unsere Gemütszustände und über ihn können wir Einfluss auf unsere Stimme und Stimmung nehmen. Alles in unserem Körper reagiert, verbunden mit dem zentralen Nervensystem, auf musikalische Elemente unserer Stimme. »Der Ton macht die Musik« sagen wir im Alltag. Hören wir etwa auf paraverbaler Ebene eine aufgeregte und schrill klingende Stimme von Angehörigen im Eingangsbereich, sind wir in Alarmbereitschaft und möchten manchmal gleich Reißaus nehmen.

Unsere Stimme ist in jeder Begegnung zuständig für die Entwicklung von Vertrauen, Sicherheit und Schutz – und in der pflegerischen Begleitung von Menschen mit Demenz in besonderem Maß. Unsere Stimme hat Überlebensfunktion. Wie elementar Stimme ist, kennen wir aus den Online-Meetings: Das Video können wir ausschalten, hören wir jedoch nichts oder haben Probleme mit dem Mikrofon, können wir nicht in gewohntem Maß im Kontakt sein.

Unsere Stimme ist unsere dritte Hand in der Begleitung von Menschen mit Demenz. Sie ist so einzigartig wie unser Fingerabdruck. Sie ist unser ureigenes Ausdrucksinstrument. So sind Babys z. B. in der Lage, ihre Mutter unter 100 anderen Frauen zu erkennen, am Klang ihrer Stimme. Unser Kehlkopf ist ein hochkomplexes Organ, er kann hohe und tiefe Töne, melodische Klänge und extreme Klangfarben produzieren. Im Vergleich zu anderen Säugetieren ist der menschliche Kehlkopf extrem gut ausgestattet. Wenn wir singen, arbeiten dort bis zu 100 Muskeln gleichzeitig. Unsere Stimme ist eng mit dem Vagusnerv und damit mit der Aktivierung des parasympathischen Nervensystems verknüpft. Er steuert im hinteren Halsbereich unsere Muskeln und Stimmbänder mit und leistet aktiven Beitrag zur Selbstregulation.

Haben Sie schon einmal Menschen mit Demenz beobachtet, die summend über den Flur gehen? Wie haben Sie sie wahrgenommen? Über das Summen können wir uns selbst beruhigen. Menschen mit Demenz, die Sie summend antreffen, besitzen also besondere Fähigkeiten zur Selbstregulation. Sie nutzen die Verdrahtung unserer Stimmbänder mit dem Vagusnerv.

Unsere Stimme verrät uns – und das ist gut so! Für die Begleitung von Menschen mit Demenz bedeutet das: Wir müssen das, was wir sagen wollen, auch meinen. Die Stimme ist der wesentliche Bestandteil unserer Kommunikation und der Schlüssel, um Kommunikation zu verbessern. Mit unserer Stimme beeinflussen wir die Qualität der Kommunikation und damit auch die unserer Beziehungsgestaltung mit Menschen mit Demenz. Und wir profitieren selbst gesundheitlich, wenn wir Haltung, Atmung und Stimme in Einklang bringen.

Wer klangvoll, lebendig und authentisch spricht, ist ausgeglichener und selbstbewusster und kann besser mit Sorgen und Stress umgehen.

Zurück zu Frau H.: Was also hätte ich in der Begegnung mit ihr besser machen können? Im Sinne des person-zentrierten Ansatzes eine ehrlich gemeinte Einladung zum gemeinsamen Tee aussprechen! Frau H. als Gegenüber ernst nehmen! Mir meinen Stress rund um das Trinkprotokoll bewusst machen! Einmal kurz durchatmen. Mir überlegen, was ich kommunizieren will. Meine Idealstimme reaktivieren. Zugang zu ihr hätte ich bekommen, wenn ich einen kurzen Zustimmungslaut gegeben hätte, als würde ich im Gespräch jemandem zustimmen: »hm«, als würde ich sagen: »*Hm, das hab ich gut gemacht heute.*« – »*Hm, ich freue mich auf den Kontakt mit Frau H.*« Ähnlich wie beim Summen stelle ich damit eine direkte Verbindung zum Vagusnerv her.

7.4.2 Achtsame Sprache

»*Reden ist Pflegen und Sprache ist wie Medizin*«, sagt Sandra Mantz in ihrem Arbeitsbuch »Kommunizieren in der Pflege«[32]. Wir formulieren »*Was er sagt, geht mir unter die Haut*« und meinen damit Sätze, die lange nachwirken. Worte können frustrieren, erniedrigen oder Mut machen. Worte können sprichwörtlich Welten bewegen. Im Pflegealltag sind sie für Patient*innen/Bewohner*innen, Angehörige und Pflegende gleichermaßen von hohem Wert. Sprache bedeutet auch »Macht haben.« Mit unserem Denken und Reden geben wir unser Menschenbild und unsere Sicht auf den Pflegeberuf preis. Über die Worte, die wir wählen, nehmen wir konkret Einfluss auf ein Gespräch. Wir vermitteln Vertrauen oder Misstrauen in unsere pflegerischen Fähigkeiten. Die Verantwortung dafür trägt jede Pflegefachperson selbst. Schauen wir uns wieder ein Beispiel aus meiner Praxis an. Stellen Sie sich folgende Situation vor: Mittagessen in der stationären Langzeitpflege. Herr K., beginnende Alzheimer-Demenz, bekommt sein Essen serviert. Zeit ist knapp, Essenzeit bedeutet Stress für mich. Bei Frau M. muss ich das Essen anreichen. Mit einem knappen »Guten Appetit!«, stelle ich das Tablett vor Herrn K. auf den Tisch, wende mich ab und verschwinde aus seinem Gesichtsfeld.

---

[32] Mantz S (2023): Arbeitsbuch Kommunikation in der Pflege., 3. aktualisierte Auflage, Kohlhammer, Stuttgart, S. 9

Herr K. schaut auf seinen Teller und nestelt mit dem Besteck. Mit dem Messer klopft er leise auf das Tablett. Aus der Entfernung rufe ich herüber: »*Herr K., Essen!*« Herr K. reagiert nicht.

Was kann ich besser machen?

Ein Blick zurück: Herrn K.'s Biografie
Für Herrn K., der nach langen Arbeitstagen oft erst spät nach Hause kam, war das gemeinsame Mittagessen mit der Familie an Wochenenden, Sonn- und Feiertagen bedeutsam und stets ein besonderes Ritual in seiner Rolle als Familienoberhaupt. Auch Religion und damit möglicherweise ein Tischgebet sind ein wichtiger Teil seiner Biografie.

Es kostet mich keinesfalls mehr Zeit, stimmige Worte zur richtigen Zeit zu verwenden, auf meinen Stimmklang und meine Körpersprache zu achten, und diesen Dreiklang zum festen Bestandteil meiner Pflegepraxis zu machen.

Das könnte ich besser machen
So kann ich auf die Position achten, in der ich Herrn K. das Essen serviere und ihm dabei in die Augen sehen. Ich kann bemerken, was auf dem Teller ist, wie lecker es duftet, was die Küche gezaubert hat und dass es mit dem Nachttisch jeden Tag wie ein Festmahl ist. Über diese Wertschätzung erinnere ich an die Bedeutung der sonntäglichen Tischkultur für Herrn K. und unterstütze die Atmosphäre im Gemeinschaftsraum (das gemeinsame Essen in »großer Familie«). Ich kann Herrn K. einen »gesegneten Appetit« wünschen und so über meine Wahl der Worte die Bedeutsamkeit seiner Religion wertschätzen, die von Herrn K. auf paraverbaler Ebene verstanden wird. Ich kann einen kurzen Moment inne halten und überlegen, wie ich räumlich dafür sorgen kann, dass ich Frau M. unterstütze und Herrn K. im Blickfeld habe, um mich ihm zwischendurch mit einem liebevollen *»Schmeckt es Ihnen?«* zuzuwenden. All dies sind Bausteine einer fachlich hochwertigen pflegerischen Intervention. Und die nimmt keine »zusätzliche« Zeit in Anspruch.

7.4.3 Jede pflegerische Handlung ist Kommunikation

Schauen wir quer durch alle Pflegefachthemen und Expertenstandards, so können wir sehen, dass quasi jede pflegerische Handlung mit verbaler und natürlich immer mit nonverbaler Kommunikation verknüpft ist (▶ Kap. 7.3). Pflegefachkräfte beraten, leiten an, informieren, dokumentieren etc. Die Art und Weise, wie ich etwas beschreibe und formuliere, ist genauso bedeutsam wie das, was ich formuliere.

Besonders in der Begleitung von Menschen mit Demenz bauen wir eine Brücke zwischen den Welten. Unsere Grundkompetenzen liegen in einer differenzierten Beobachtungsgabe, im Einfühlungsvermögen und genauem Hinhören. All das sind Grundkompetenzen, die Voraussetzungen sind für unseren Beruf, auch, wenn sie in einer Prüfung nicht explizit erfragt werden. Entsprechend den Pflegeprozessen sind wir zudem für bestimmte Kommunikationswege verantwortlich. Wie wertvoll ist es da, sich mit unserer Sprache zu beschäftigen und über die Art, wie wir sprechen und die Wahl unserer Worte Einfluss zu nehmen auf die gesamte Atmosphäre – gerade, weil Zeit knapp ist. Klare Aussagen fördern unsere Kongruenz und Echtheit in der Begegnung mit Menschen mit Demenz. Ein reicher Wortschatz und eine positive Kommunikation stärkt das Miteinander aller und erreicht Menschen mit Demenz, Angehörige, Ärzte und Kollegen gleichermaßen. Wir sprechen hier von der Handlungskompetenz »Sprache und Gespräch«.

Schon Florence Nightingale, die Grand Dame und Pionierin der Pflege, beschäftigte sich mit dem Wert der achtsamen Kommunikation. So kritisierte sie in ihren »Notes on Nursing« das »Flüstern am Patientenbett« und das »Reden über Patienten vor der Tür auf dem Flur«.[33]

Aus der Neuropsychologie wissen wir heute, dass positive Sprachbilder positive Gefühle auslösen, negative Sprachmuster entsprechend negative. Wir alle kennen das von einem Besuch beim Arzt: »*Achtung, nur ein kleiner Pieks*« – und dann tut die Spritze richtig weh, weil unser Gehirn auf die

---

[33] Nightingale F (2015): Notes on Nursing. Create Space Indecent Publishing Platform.

Äußerung des »kleinen Pieks« samt groß vorangestelltem »Achtung« reagiert. Negative Sprachmuster lösen in der Tat Schmerzen aus, da sie über neurochemische Transmitter wie Adrenalin und Kortisol Stress, Angst, Bedrohung bewirken können. Und angstorientierte Stimmungsbilder sind an der Tagesordnung in unserem Gesundheitssystem.

Das Wort »pflegen« bedeutet übrigens ursprünglich »sich für etwas einsetzen, für etwas einstehen« (aus dem Althochdeutschen »pflegan«).[34] Wir stehen ein für die Worte, die wir in den pflegerischen Begegnungen verwenden und achten darauf, dass unsere Wortwahl mit unseren guten Absichten übereinstimmt.

> **Fazit** — Was Sie in jeder Kommunikation beeinflussen können
>
> - Den Klang Ihrer Stimme
> - Eine gute und ruhige Atmosphäre schaffen
> - Die Wahl Ihrer Worte
> - Den Fokus auf Ihre Fachlichkeit lenken
> - Ihre innere Haltung zu Ihnen und zum Gegenüber (»ich bin okay, Du bist okay«)
> - Aktiv zuhören
> - Den person-zentrierten Ansatz immer wieder neu zum Leben erwecken
> - Den Umgang mit Ihren Emotionen pflegen
> - Kurze, einfache Sätze verwenden
> - Blickkontakt aufbauen und halten
> - Klare Fragen stellen
> - Nonverbale und paraverbale Kommunikation beachten, über Mimik und Gestik das gesprochene Wort unterstützen
> - Zeit nehmen und Zeit lassen
> - Patienten/Bewohner stets einbeziehen, nicht über ihren Kopf der hinweg sprechen
> - Personale Aufwerter beachten (▶ S. 95), personale Detraktionen vermeiden: nicht korrigieren, tadeln, abfragen, werten

---

[34] https://www.duden.de/rechtschreibung/pflegen

Hinter dieser Art von Kommunikation steht folgende fachliche Haltung:
- Verständnis für die Gefühle und die Lebenswirklichkeit von Menschen mit Demenz
- Orientierung an der Biografie, wenn und wo möglich, (auch das Wissen um zeitgeschichtliche Zusammenhänge ist Biografie!) sonst und darüber hinaus verstärkt Verstehenshypothese (▶ Kap. 6.1.3) nutzen
- Vermeidung von überzogener Kontrolle und Verboten (etwa Menschen mit Demenz die Unruhe »verbieten« wollen: »*Bleiben Sie mal hier, da geht's nicht raus!*«)

Der Expertenstandard Beziehungsgestaltung sagt dazu: »*Wahrnehmungs- und orientierungsfördernde Interaktion und Kommunikation*[35]: *Die Pflegefachkraft und die von ihr begleiteten Assistenzkräfte kommunizieren mit dem Menschen mit Demenz verbal, paraverbal (u.a. Tonhöhe, Lautstärke, Pausen) und nonverbal in einer Weise, die seine Wahrnehmung und Orientierung fördert. Die Pflegenden übernehmen in einer Interaktion die kommunikative Verantwortung. Dies zeigt sich auf der handlungspraktischen Ebene durch eine schwebende Aufmerksamkeit, verbunden mit einer Reaktionsbereitschaft. Um dies zu erreichen, erscheint (...) die Einhaltung der folgenden für die Beziehungsgestaltung und -förderung relevanten Kommunikations- und Interaktionsregeln durch die Pflegenden hilfreich:*
- *Kommunikation in Augenhöhe. Dies beinhaltet, so viel Abstand einzuhalten, dass das Gegenüber sich nicht bedroht oder belästigt fühlt und gleichzeitig so wenig Abstand einzuhalten, dass die Pflegende seine Aufmerksamkeit erreicht und – falls vorliegend – Seh- und Hörbeeinträchtigungen kompensiert werden können.*
- *Verbale Techniken wie Zusammenfassungen, Reflexionen, Paraphrasieren und verbale Ermutigung einsetzen.*
- *Aktiv zuzuhören (...)*

---

[35] DQNP 2019, S. 55 ff

- Die eigene Lautstärke, Wortwahl, Satzlänge und die Komplexität des zu kommunizierenden Inhalts an die Möglichkeiten des Menschen mit Demenz anzupassen, jedoch ohne ihn durch eine unnötige Vereinfachung oder gar Infantilisierung (= wie ein Kind behandeln, Anmerkung der Autorin) zu entwürdigen
- Emotionale Tönung des Gesagten unter Berücksichtigung der Kommunikations- und Interaktionsbedürfnisse gestalten sowie angstreduzierend und verstehend kommunizieren
- Die eigene verbale, paraverbale und nonverbale Kommunikation reflektieren (...)«

7.5 Die Methode der Validation – Beziehungsaufbau ohne Bewertung

»Wir müssen Menschen mit Demenz helfen, ihre Ziele zu erreichen – und nicht etwa unsere.«

Naomi Feil

Validation nach Naomi Feil[36] ist eine Form der Kommunikation und des Beziehungsaufbaus mit hochbetagten, desorientierten Menschen mit der Betonung auf »hochbetagt«. Die Methode spricht gezielt diese Gruppe an. Das bedeutet, die Zielgruppe ist in diesem Fall klar definiert. Auch wenn Respekt, Wertschätzung und Anerkennung jedem Menschen (egal, ob mit oder ohne Demenz) gut tun, profitieren jüngere Menschen mit Demenz weniger von der Methode. Das liegt u. a. daran, dass die Verlusterfahrungen und der Umgang damit sich bei jüngeren Menschen mit Demenz deutlich von den hochbetagten unterscheiden (z. B. Verlust von Arbeitsfähigkeit als bedeutsamer Teil der Lebensqualität bei jung Erkrankten).

---

[36] Feil N, Klerk-Rubin V de (2023): Validation. Ein Weg zum Verständnis verwirrter alter Menschen. Reinhardt, München https://www.demenz-hilfe.at/fileadmin/user_upload/Media_Library_Demenzhilfe/validation-faq.pdf

>
>
> **Info**
> Die Validation ist eine Kombination aus einer grundlegenden einfühlsamen und nicht wertenden Haltung und einer Entwicklungstheorie, die dabei hilft, das Verhalten von Menschen mit demenziellen Veränderungen im hohen Alter zu verstehen. Grundidee der Validation ist die Annahme, dass jeder alte Mensch noch unvollständig bewältigte Entwicklungsaufgaben zu lösen hat und diese im Alter wiederholt.

Entsprechend werden die Techniken der Validation an die Aufarbeitungsphasen angepasst. So spricht Naomi Feil bspw. von der »Phase der mangelhaften Orientierung«, in der ein Konflikt aus der Vergangenheit in der Gegenwart über die Desorientierung verschleiert ans Tageslicht tritt. Bedeutsam für Pflegekräfte als Begleitende im Rahmen der Validation ist, einfühlsame Worte zu wählen. Ziel der Validation ist es, beim Ausdruck der lange unterdrückten und im Jetzt belastenden Gefühle zu unterstützen. Verhaltensregulierende Medikamente sollten dabei nicht oder nur ein geringem Maße notwendig sein.

Naomi Feil unterscheidet folgende vier Phasen der Aufarbeitung und stellt diesen Phasen entsprechend Validationstechniken gegenüber:
1. **Phase 1:** Die desorientierten, hochaltrigen Menschen drücken sich verständlich aus. Sie tun dies auf streitbarer Ebene, erpressen oder beschuldigen andere (»*Die (eine Nachbarin) ist die Schlimmste, sie betrügt mich mit meinem Mann!*« (in der Realität bereits verstorben) und sind bemüht, die körperlichen, sozialen und psychischen Veränderungen zu leugnen, die sie an sich wahrnehmen (»*Natürlich kann ich noch Auto fahren!*«)
Mögliche Validationstechnik: Aufrichtiges Interesse an der Begegnung: »Was ist passiert?« – »Was hat die Nachbarin getan?« – »Was ist das Schlimmste, wenn man so hintergangen wird?« – »Hat es *früher schon Zeiten gegeben, wo Sie so enttäuscht wurden? »Wie sind Sie damit umgegangen?*«

2. **Phase 2:** Menschen in dieser Phase sind orientierungslos und haben das Gefühl für Zeit und Raum versorgen. Die Sprache verknappt sich, Bedürfnisse werden durch die Verwendung von Symbolen ausgedrückt (z. B. das Umhertragen von Teddys oder Puppen).
Mögliche Validationstechnik: Berührung (hier etwa die Puppe, das imaginäre Baby streicheln, zudecken, fragen, ob man gemeinsam mit der desorientierten Person ein Wiegenlied summen soll), sich mit der Mimik an das Gegenüber anpassen, Gefühle benennen, Wertschätzung des Verhaltens (*»Sie sind eine gute Mutter, da fühlt sich Ihr Baby sicher und geborgen«*).
3. **Phase 3:** Der Rückzug in eine »innere Welt« wird vollzogen. Die Sprache beschränkt sich auf das Lautieren, Summen, oder die Verwendung einzelner Worte. Selbst stimulierende Bewegungen (wie Vor- und zurück-Schaukeln auf dem Sofa) sind Teil der Kommunikation.
Mögliche Validationstechnik: Spiegeln des Verhaltens durch Imitation der Handlung und Umwandlung in eine sinnstiftende Kommunikation (hier z. B. rhythmisches Streicheln der Hände, Kommentieren und Begleiten möglicher Unruhe: *»Sie sind schon den ganzen Tag so fleißig auf den Beinen, nehmen Sie mich ein Stückchen mit?«*)
4. **Phase 4:** Nach dem Konzept von Naomi Feil senden hochaltrige Menschen in dieser Phase kaum noch Signale nach außen. Was immer wahrgenommen, erlebt und gefühlt wird, passiert im Inneren. Blickkontakt und Sprache sind ebenso wie die Aufmerksamkeit nicht mehr erkennbar.
Mögliche Validationstechnik: Berührung, Musik, basale Stimulation, rhythmisches Waschen, Snoezelen

7.5.1 Argumentation, Konfrontation, Korrektur? – Das können Sie besser

- *»Jetzt denken Sie nicht dauernd an so traurige Dinge und hören mal auf zu jammern, das macht hier jeden traurig, dafür haben wir als Personal keine Zeit.«* (Ratschlag, Werturteil und manipulative Argumentation)
- *»Wenn Sie dauernd rufen, kommt bald niemand mehr zu Ihnen«* (Drohen, Verhalten sanktionieren wollen)
- *»Das hat der Arzt gestern mit Ihnen und Ihrer Tochter schon besprochen. Erinnern Sie sich nicht?«* (Gedächtnislücken ansprechen)

- »Warum machen Sie das?« (Einsicht erwarten)
- »Die macht mich verrückt mit ihrer dauernden Fragerei nach ihrem Zimmer!« (Mentale Bewertung)
- »Ich habe Ihre Hausschuhe nicht versteckt!« (Rechtfertigung)
- »Das ist gar nicht die Mama auf dem Foto!« (Korrigieren)
- »Komm, wir gehen Kaffeetrinken.« (Ablenken)
- »Heute ist Montag, Sie wurden gestern wegen Ihrer Atemnot zu uns ins Krankenhaus gebracht, und Ihre Unterwäsche haben Sie wahrscheinlich selbst versteckt.« (An der Realität orientieren) oder im Bereich der »nonverbalen« Kommunikation (hier im Sinne von Beharren auf dem, was ich für richtig halte, z. B. in Bezug auf den institutionellen Arbeitsablauf)
- Sedierung/Ruhigstellung mit Medikamenten
- Rein funktional ausgerichtete Begegnungen und dem Fokus auf die Funktionalität (wie bspw. Durchführen von Grundpflege ohne weitere Kommunikation, schweigendes Anreichen von Nahrung ohne Angleichung von Mimik)

Im Zusammenspiel mit spezifischen verbalen und nonverbalen Techniken bietet die Methode der Validation den Betroffenen die Möglichkeit, ihre Wahrnehmung, Bedürfnisse und Gefühle zu äußern, ohne dafür korrigiert zu werden. Validation bedeutet, eine aufrichtige, vertrauensvolle Beziehung aufzubauen und je nach Situation auch große, menschliche Nähe zuzulassen. Die Anerkennung und Akzeptanz der Gefühle von Menschen mit demenziellen Veränderungen ist die Grundlage der Kommunikationsmethode.

Tipp
Besprechen Sie im Team, was für jeden von Ihnen stimmig ist. Nicht jedem fällt es im Rahmen der professionellen Pflege leicht, z. B. innige Nähe über Berührungen bereit zu stellen. Nehmen Sie Ihre Grenzen wahr und ernst und haben Sie gleichzeitig Ihre Fachlichkeit im Blick.

Ähnlich der Haltung des person-zentrierten Ansatzes sollte das, was hier als »Technik« beschrieben wird, auch mit Ihrer Überzeugung und Authentizität übereinstimmen. Menschen mit Demenz nehmen wahr, ob Sie sich ganz in eine Situation hineinbegeben oder schlicht nur eine Methode anwenden wollen, die Sie in einem Seminar oder im Unterricht erlernt haben.

Wenn Sie nicht aufrichtig meinen, was Sie tun, wenn Sie nicht leben, was Sie tun, warum Sie es tun und wie Sie es tun, ist der Grad zur »Veräppelung« der hochaltrigen und desorientierten Menschen sehr, sehr schmal. So hörte ich einmal im Rahmen eines Dementia Care Mappings (▶ Kap. 6.4) eine Dame über eine Pflegekraft zu einer Mitbewohnerin sagen: »*Das hat sie jetzt aber schön validiert.*«

Alles, was Sie tun oder nicht tun, wirkt. Validationstechniken sind lediglich Ihr Handwerkszeug, die Beziehungsgestaltung geschieht auf Basis Ihrer professionellen Grundhaltung.

Mit den fortschreitenden Phasen der Demenz verlieren Daten, Fakten und die gegenwärtige Realität an Bedeutung. In den Vordergrund treten Gefühle und Bedürfnisse, auf die es in der jeweiligen Situation einzugehen gilt. Diese Gefühle durch einfühlsames und empathisches Eingehen auf Ihr Gegenüber für »gültig zu erklären« und damit zu bestätigen, ist die Grundlage des Beziehungsaufbaus zu hochaltrigen desorientierten Menschen. Die Methode der Validation kann helfen, Teilhabe und Beziehung von Betroffenen und ihren Angehörigen zu verbessern und so einer Isolation und vollständigen Abkapselung vorzubeugen bzw. sie zu verlangsamen. Das kann vor allem Angehörige unterstützen, ihren Frieden mit den demenziellen Veränderungen der Betroffenen zu finden. Sog. »herausforderndes Verhalten« kann über Validation sein Belastungspotenzial verlieren. Als Pflegende kommen wir hier auch dem gesellschaftlichen Auftrag in der Begleitung von hochbetagten und desorientierten Menschen nach: Wir sorgen für Teilhabe und machen diese Lebensphase trotz und mit aller Vergesslichkeit, Pflegebedürftigkeit und Abhängigkeit, als Teil einer wertschätzenden Gemeinschaft erfahrbar. Den hochbetagten Menschen wird Würde zuteil.

Die wichtigsten Ziele der Validation von hochbetagten Menschen mit demenziellen Veränderungen:
- Aufbau einer vertrauensvollen Beziehung
- Abbau von erlebtem Stress
- Stärkung des Selbstwertgefühls und des Wohlbefindens (vgl. Wohlbefinden = Lebensqualität ▶ Kap. 6.4.1)
- Unterstützung beim Ausdruck und der Aufarbeitung von seelischen Belastungen und damit
- Hinauszögern des Rückzugs in die innere Welt und der Erhalt von Fähigkeiten in der Kommunikation von Menschen mit Demenz
- Geringerer Einsatz von medikamentösen und physischen Zwangsmitteln

Es gibt immer Gründe für ein bestimmtes Verhalten von Menschen mit Demenz (▶ Kap. 6.1.3), auch wenn sich diese Gründe für uns als Begleitende nicht erschließen. Dies ohne Wertung anzuerkennen, ist wie im person-zentrierten Ansatz eines der Grundprinzipien der Validation. Das Erkennen und Einordnen dieser Gründe ist ähnlich der Verstehenshypothese ein wichtiger Teil der verbalen und nonverbalen Kommunikation.

Naomi Feil lehnte den Begriff der Demenz (= ohne Geist) als stigmatisierend ab. Sie sah den Umgang mit den massiven Veränderungen altersverwirrter Menschen nicht als geistlos, sondern stattdessen als weise an – auch Menschen mit Demenz möchten ihre Schmerzen reduzieren und sich sicher fühlen. Im diagnostischen und medizinischen Bereich wird der Begriff »Demenz« rotz der stigmatisierenden Bedeutung weiterverwendet. Zunehmend wird er aber auch durch den Begriff der »neurokognitiven Störung« ersetzt. Anstelle des Wortes Demenz nutzte Naomi Feil den Begriff der Desorientierung (kognitiv, körperlich, psychisch, sozial). Naomi Feil wandte die von ihr entwickelte Methode an mehr als 2.000 Personen an. Aus diesen Erfahrungen legte sie fest, bei welchen Menschen und wann die Validation den emotionalen Rückzug verhindern kann, sie vertrauensvolle Beziehung erhält und den Austausch fördert.

> **Fazit** **Die positiven Effekte der Validation**
>
> Validation kann bei regelmäßiger Anwendung zu mehr Aufmerksamkeit und dem Erhalt von verbalem und nonverbalem Ausdruck führen. Veränderte, sog. herausfordernde Verhaltensweisen können abnehmen oder vermindert werden.

7.6 Kommunikation mit Angehörigen

Die Kommunikation mit Angehörigen von Menschen mit Demenz wird im Praxisalltag gern etwas stiefmütterlich behandelt. Achten Sie auch in diesem Kontext einmal auf die Art und Weise, wie über An- und Zugehörige gesprochen wird: »*Die Frau von Herrn L. nervt. Wenn ich die schon sehe, die hat immer was zu meckern! Ich bin froh, wenn die nicht zu Besuch kommt, wenn ich Dienst habe. Da kann ich meiner Arbeit ungestört nachgehen.*« Angehörige erleben nicht selten, dass sie als lästig empfunden werden. Dabei sind sie mit den Informationen, die sie liefern können, eine unterschätzte und wertvolle Ressource für Betreuung und Pflege. Was wir unachtsam als »nervig« empfinden und beschreiben, ist die starke emotionale und psychische Belastung, mit denen Angehörige oft schon über einen sehr langen Zeitraum leben, bevor sie sich Hilfe und Unterstützung holen, sei es über einen Pflegedienst in der Häuslichkeit, Entlastung via Kurzzeitpflege oder mit dem Übertritt in eine stationäre Langzeitpflege. Muss ein Mensch mit Demenz in ein Akutkrankenhaus eingewiesen werden, bedeutet dies nicht zuletzt eine große Unsicherheit und Aufregung für alle Beteiligten.

Die häufigsten Belastungen für Angehörige von Menschen mit Demenz:
- Erlebte Entfremdung vom Partner durch Wesensveränderungen im Rahmen der Demenz
- Daraus resultierend das Finden von neuen Rollen
- Veränderungen der Lebensumstände, Umzug ins Heim
- Unsicherheit und Hilflosigkeit bei herausforderndem Verhalten, fehlendes Wissen über das Krankheitsbild Demenz

- Ekelgefühle gegenüber der Person mit Demenz (z. B. durch Inkontinenz) und damit verbundene Scham
- Unbearbeitete Konflikte in der Familie
- Wenig bis keine mentalen Ressourcen im Bereich der Selbstfürsorge oder eingeschränkte Möglichkeiten zur Erholung und Entspannung

Angehörige gehören angehört! Und »schwierige Angehörige« sind schwierig, weil sie es aus ihrer Perspektive heraus schwer haben.

Im Rahmen des Expertenstandards Beziehungsgestaltung zählt die Angehörigenarbeit im Kontext der stationären Langzeitpflege zur Strukturqualität einer Einrichtung:
- »Die Einrichtung schafft Rahmenbedingungen für individuelle Information, Anleitung und Beratung von Angehörigen und stellt zielgruppenspezifische Materialien über beziehungsfördernde und -gestaltende Maßnahmen zur Verfügung.«[37]
- »Die Einrichtung fördert und unterstützt eine Person-zentrierte Haltung für eine die Beziehung fördernde und gestaltende Pflege von Menschen mit Demenz sowie ihren Angehörigen und sorgt für eine person-zentrierte Pflegeorganisation.«[38]

Das entbindet Sie als Pflegefachpersonen keinesfalls von der Aufgabe, sich in der Kommunikation mit den An- und Zugehörigen zu engagieren. Gerade durch Ihre gute, souveräne fachliche Haltung und Ihre Art der Kommunikation können Sie einen großen Beitrag rund um die Belastungsreaktionen leisten und der erlebten Überforderung entgegenwirken. Als Pflegefachkraft fördern Sie das Wissen und das Verständnis für das Krankheitsbild Demenz. Sie bauen Vertrauen auf und fördern die Bereitschaft zur Unterstützung. Pflegefachpersonen integrieren Konzepte in den Pflegeprozess und

---
[37] DNQP 2019, S. 31
[38] Ebd.

unterstützen Angehörige bei der Bewältigung der belastenden Situation, z. B. durch gezielte Gesprächsangebote und die Herstellung des Kontaktes zu Unterstützungs- und Selbsthilfegruppen (vgl. Sie hierzu auch die Prozesskriterien im Expertenstandard Beziehungsgestaltung).

Angehörige sind selbst immer auch Betroffene. Ihnen ebenfalls mit der Wertschätzung der person-zentrierten Haltung zu begegnen und sie in Pflegeprozesse einzubinden, schafft Chancen und Erleichterung auf allen Seiten und damit vor allem Lebensqualität für die Menschen mit Demenz.

Mein Vater lebt mit einer vaskulären Demenz in der stationären Langzeitpflege. An Feiertagen nimmt seine Unruhe stark zu. Teilweise ist er, sonst ein friedliebender Mensch, an diesen Tagen schnell »auf 180«. Das Wissen, dass für meinen Vater Feiertage schon immer ein Graus waren, und er sie am liebsten allein verbracht hat, ermöglicht sowohl den Betreuungskräften als auch der Pflege ein neues Verständnis und in Folge auch einen anderen Umgang mit meinem Vater. Meine Mutter fühlt sich durch die Weitergabe dieser Information in einer Art »Expertinnen-Rolle« gesehen und angenommen. Ihre Information ist buchstäblich wert-voll und sinnstiftend. Das schafft Vertrauen und setzt in ihr neue Perspektiven des Verstehens und Verstandenwerdens in Gang.

Auch in der Kommunikation mit An- und Zugehörigen erleichtert mir das Wissen um eine achtsame Wortwahl und den bewussten Umgang mit meiner Stimme das Miteinander. Wie fühlen sich folgende Sätze für Sie an: »*Ich kann gut nachvollziehen, dass Sie sich als Angehörige viele Gedanken machen, dass Sie vieles umtreibt, dass Sie nur das Beste für Ihre Mutter wollen, aber wir tun, was wir können.*« Das ist ein Moment, in dem viele, je nachdem, mit welcher Betonung Sie sprechen, schon auf ein **Aber** warten (das **Wie** ist genauso bedeutsam wie das **Was**). Ein **Aber** für zu einem unbeabsichtigtem Gefälle und kann in eine gefühlte Entwertung rutschen.

Der Volksmund sagt »Alles vor einem Aber ist Gelaber«. Und so macht es einen Unterschied, ob Sie in der Kommunikation viele Aber verwenden oder es mal mit den zwei Worten »und gleichzeitig« anstelle eines Abers versuchen: »*Ich kann gut nachempfinden, dass Sie sich als Angehörige viele Gedanken machen und sie vieles umtreibt, und gleichzeitig kann ich Ihnen versichern, dass wir unser Bestes geben, damit sich Ihr Vater bei uns wohlfühlen kann.*«

Weiter oben habe ich beschrieben, dass das Wort »pflegen« in seiner ursprünglichen Bedeutung »für sich einstehen« meint. In der Kommunikation mit Angehörigen stehen Sie für sich ein. Sie leben Ihre Eigenverantwortlichkeit als Pflegefachperson. Dazu gehört auch, dass Sie wertschätzend (!) Grenzen setzen (dürfen). Grenzen setzen heißt, dass Sie sich **und** Ihr Gegenüber respektieren und die Kommunikation als Teil ihrer Fachlichkeit leben. Sie sorgen für sich und für andere, indem Sie durch klare Haltung und klare Worte auf Augenhöhe kommen. Mit dieser Kommunikation auf Augenhöhe sind Sie ein Gewinn für alle, denen Sie begegnen und für die Menschen, die Sie begleiten: Im Akutkrankenhaus in einem Zweibettzimmer, in dem Sie gerade eine desorientierte Person bei der Körperpflege unterstützen, sagen Sie zum Besuch der Mitpatientin: »*Ich sorge für den Schutz der Privatsphäre von Frau A. Ich danke Ihnen, dass Sie mich dabei unterstützen und vor der Tür warten, bis wir die Grundpflege beendet haben.*«

Zu einer Angehörigen, die Sie zum Ende Ihres Dienstes aufgebracht mit Vorwürfen überschüttet, dass der Rasierer nicht am gewohnten Platz im Zimmer des Vater liegt, sowieso nie jemand von der Pflege anzutreffen sei, der blaue Lieblingspullover immer noch verschmutzt im Schrank liegt etc. sagen Sie: »*Sie haben recht, ich habe gerade viel im Kopf, und ich merke, dass ich nun abgekämpft in unser Gespräch gehe. Ich möchte kurz durchatmen und meine Gedanken sortieren, damit nichts vergessen geht oder falsch verstanden wird, was Sie mir sagen möchten. Danke für Ihr Verständnis.*«

> **Fazit** **Kommunikation mit Angehörigen**
>
> Angehörigenarbeit mit dem Einbezug von Angehörigen und deren Expertenwissen um die Person mit Demenz in Betreuung und Pflege: Im Sinne des person-zentrierten Ansatzes werden Angehörige als Ressource betrachtet und verstanden, die wertvolle Informationen besonders im Bereich der Biografiearbeit und für den achtsamen atmosphärischen Umgang liefern können. Als Pflegefachkraft sind wir uns bewusst, dass Angehörige von Menschen mit Demenz über einen langen Zeitraum hinweg stark belastet sind.
>
> Folgende Ziele stehen in der Kommunikation mit An- und Zugehörigen im Fokus unserer Arbeit:
> - Die Erweiterung von Wissen und Verständnis für das Krankheitsbild Demenz (auf beiden Seiten!)
> - Der Aufbau von Vertrauen und die Bereitschaft zur Unterstützung (auf beiden Seiten!)
> - Die Integration in Entscheidungsprozesse sowie weitere Planungen im Rahmen von Veränderung im Pflegeprozess (Ehefrau berichtet aufgeregt und voller Scham, dass ihr Mann wohl zunehmend stuhlinkontinent sei und bittet um »Kontrolle« der Schutzhose und Kleidung)
>
> So stellen Sie als Pflegefachperson bspw. Kontakt zu möglichen Selbsthilfegruppen her, informieren über oder bieten Schulungen zum Krankheitsbild Demenz (z. B. über das Demenz-Balance-Modell© nach Barbara Klee-Reiter (▶ Kap. 6.3)) und zum person-zentrierten Ansatz im Umgang mit Menschen mit Demenz an, ermuntern zu Auszeiten und Selbstfürsorge, machen Gesprächsangebote und unterstützen Angehörige so bei der Bewältigung der belastenden Situation.

8 Interprofessionelle Zusammenarbeit – voneinander lernen

Simone Viviane Plechinger

8.1 Interprofessionelle Zusammenarbeit

Interdisziplinäre oder interprofessionelle Zusammenarbeit, Synergien – diese Schlagworte sind Teil des heutigen Zeitgeistes. Doch was bedeuten diese schwer auszusprechenden Worte für den Pflegekontext? Es geht darum, Gemeinsamkeiten zu entdecken und Kräfte zu bündeln, um am Ende für alle Beteiligten mehr zu erreichen. Für Sie als (angehende) Pflegefachperson heißt das, dass alle, die Menschen mit Demenz begleiten, ihr Wissen und ihr Können in den Dienst der Betroffenen stellen, um deren Lebensqualität und Selbstbestimmung zu erhalten und zu fördern. Das hilft Betroffenen, Angehörigen und auch Ihnen im Team, den Alltag bestmöglich zu bewältigen und Ihre fachlichen und kommunikativen Fähigkeiten zu erweitern. Und es entlastet letztlich uns alle in der mehr als angespannten Versorgungslage und Pflegelandschaft. Darum soll es in diesem Kapitel gehen.

»*Die Sprache ist die Quelle aller Missverständnisse*« heißt es im Buch »Der kleine Prinz« des französischen Autors Antoine de Saint-Exupéry. In der Tat scheint mir darin einer der größten Stolpersteine rund um die Entwicklung einer interprofessionellen Haltung zu liegen: Die Fachsprache, die wir uns als Ärzte, Therapeuten, Pflegefachkräfte, Hauswirtschaftskräfte angeeignet haben, erschwert nicht selten die gemeinsame Sicht auf die Sache, auf die Personen mit Demenz, die wir begleiten dürfen. Der jeweilige Jargon selbst erschwert oft auch das Entdecken einer gemeinsamen Sprache. Interprofessionelle Kommunikation in der Begleitung von Menschen mit Demenz mit Fokus auf den person-zentrierten Ansatz eröffnet neue Spielräume. Neue Spielräume dahingehend, dass wir die Kerngrundhaltungen

Kongruenz (Echtheit), Empathie (dem Gegenüber auf emotionaler Ebene zugewandt sein) und Akzeptanz (dem Gegenüber seine Art der Wahrnehmung wertfrei zugestehen) leichter auf das eigene Team und unsere Haltung darin übertragen können: Verstehen wir gegenseitig, was der andere sagt? Meinen wir mit dem Gesagten dasselbe? Sind wir uns über die Handlungsmaßnahmen im Klaren und sind wir bereit, neue, andere kreative Wege zu beschreiten?

Um wieviel einfacher wäre z. B. die Kommunikation im Pflegeteam, wenn Alltagsbegleiter*innen über Pflegeprozesse und Modelle Bescheid wissen und entsprechend dokumentieren? Spüren Sie doch mal nach, wie folgende Sätze auf Sie wirken:

»*Frau A. hat in der Singrunde vor dem Mittagessen schön mitgesungen.*« – Das freut uns sehr für Frau A., wir können festhalten, dass die Lebensqualität der Dame mit einer Alzheimer-Demenz in diesem Moment aller Wahrscheinlichkeit nach sehr hoch ist. Doch welche Bedeutung kann dies für die Gestaltung Ihrer Pflegeplanung haben?

»*Frau A. scheint in der Singrunde vor dem Mittagessen viel Freude gehabt zu haben und konnte sich als Teil der Gruppe erleben. Sie erinnerte viele Liedtexte, sang mit kräftiger Stimme. Deutliche Fähigkeiten im Einsatz der Mundmotorik erkennbar, hoher Zungenbewegungsreiz sowie Schluckvorgang erkennbar. Singrunde vor dem Mittagessen durchgeführt, um Wangenbodenmuskulatur zu stärken, Speichelfluss anzuregen und so Schluckstörungen im Rahmen der Demenz in Vorbereitung auf das Mittagessen entgegenzuwirken.*« Aus dieser Dokumentation der Alltagsbegleitung kann ich Folgerungen für meine pflegerische Arbeit ableiten. Im Kontext des für die Begleitung von Menschen mit Demenz so wichtigen Themas Dysphagie und meiner Pflegeplanung gewinne ich Sicherheit, weil ich klar ablesen kann, dass die Kolleg*innen ebenfalls durch meine »fachliche Brille« schauen. Sie setzen ihre Kompetenzen sinnvoll und zielführend ein, um einerseits die Fähigkeiten von Frau A. bestmöglich zu erhalten und gleichzeitig professionell fachliche Prozesse zu unterstützen. Auch die Hauswirtschaft kann ich als einen nächsten Schritt mit ins Boot holen und kurz über Dysphagie bei Demenz beraten und informieren, sodass sie mir wertvolle Hinweise über Frau A. während der

Mahlzeiten liefern kann. Verschluckt Frau A. sich möglicherweise an Tagen mit den Singrunden weniger? Kann sie besser kauen?

Interprofessionelle Kommunikation setzt unsere Bereitschaft voraus, eine gemeinsame Sprache und gegenseitiges Verständnis zu entwickeln. Interprofessionelle Zusammenarbeit und Kommunikation meint: sich einlassen auf einen neuen Verständigungsprozess, das Finden einer gemeinsamen Sprache zur Beschreibung von Herausforderungen des Pflegealltags **und** deren Lösungsideen. Menschen mit Demenz fragen nicht nach Zuständigkeiten. So kann es sein, dass ein Herr mit einer Lewy-Körperchen-Demenz und Stuhlinkontinenz Unterstützung sowohl bei der Dame am Empfang des Krankenhauses als auch bei einer Reinigungskraft sucht, der er auf dem Stationsflur begegnet. Wer wäre nicht unruhig, wenn er sich aufgrund von Kot in der Hose unbehaglich fühlt?

Entsprechend gut tun wir daran, uns mit anderen Berufsgruppen zu vernetzen und zu verstehen, was deren Aufgaben und Kernkompetenzen sind. Und wie wir dafür Sorge tragen können, die Versorgung von Menschen mit Demenz dadurch zu verbessern, dass andere Berufsgruppen durch unsere klare pflegerische Kommunikation zumindest eine Basisidee erfahren und entwickeln, was für die Begleitung von Menschen mit Demenz bedeutsam ist.

Wenn z. B. eine herausfordernde Begegnung im Rahmen der morgendlichen Grundpflege für »atmosphärisches Unbehagen« bei Pflege und Bewohner sorgt und diese Situation im interprofessionellen Team offen kommuniziert wird, kann die Betreuungskraft dem möglicherweise unruhigen und aggressiv anmutenden Bewohner in der Frühstücksgruppe viel entspannter begegnen und eine weitere Konfliktsituation vermeiden, wenn dieser über ihre »ewig langweiligen Geschichten aus der Zeitung« schimpft.

Unbestritten ist, dass sich tragfähige und wirksame Lösungen für Herausforderungen des Pflegealltags auf Dauer nur in guter Kooperation aller Beteiligten entwickeln. Der unmittelbare Austausch und das Hand-in-Hand-Arbeiten sind unverzichtbar. Diesbezüglich wird noch viel zu wenig beachtet, dass die alleinige Betrachtungsweise aus dem Blickwinkel nur einer Profession heraus Grenzen setzt, die nicht sein müssen. Hilfreiche

Unterstützung im Alltag kann entstehen, wenn die verschiedenen Denkweisen, Ansätze und Methoden der einzelnen Professionen zusammenkommen. Direkte Kommunikation und eine interdisziplinäre Grundhaltung helfen allen Mitarbeitern, sich auf die einzelnen Situationen und Aufgaben einzustellen.

»Die Sprache ist die Quelle aller Missverständnisse« – haben wir Mut, eine gemeinsame Sprache zu finden und/oder auf einen gemeinsamen Nenner zu kommen – mit Interventionen, die persönlich und bedürfnisorientiert sind.

8.2 Biografiearbeit und Erinnerungspflege

»Der Mensch ist ein biografisches Wesen. Die Erlebnisse eines Menschen haben ihn geprägt und ihn zu dem Menschen werden lassen, der er derzeit ist. Der Mensch ist also die Summe seiner Erlebnisse. Die Biografiearbeit ist somit ein wesentlicher Bestandteil im Pflegeprozess.«[39] (▶ Kap. 2.2)

Das Wort »Biografie« stammt aus dem Griechischen. Es setzt sich aus den Worten »Bios« (= Leben) und »Grafie« (= Aufschrift, Niederschrift) zusammen. Diese Niederschrift unserer Lebensgeschichte entsteht, indem unser Gehirn Erlebtes in Erfahrungen umwandelt und abspeichert. Biografie meint die Lebensgeschichte eines Menschen im sozialen, kulturellen und historischen Kontext. Entsprechend heißt dies für die Kommunikation mit Menschen mit Demenz, dass wir nicht allein »Daten« abfragen und/oder erfassen (*Herr P., Jahrgang 1950, verheiratet, Chemiker, geboren in Frankfurt, eine Tochter, zu der er jedoch keinen Kontakt hat*), sondern dass wir auch hier in Beziehung und in Resonanz gehen mit positiven wie negativen Lebensereignissen in Kindheit, Jugend, Erwachsenenalter, persönlichen Werten und Wertvorstellungen und dem Beziehungskontext von zeitgeschichtlichen und gesellschaftlichen Vorgängen und Veränderungen.

---

[39] Vgl. Schmal J 2023

Gerade dann, wenn wir vermeintlich nur wenig »Daten« erfassen können, werden diese Verknüpfungen bedeutsam (an dieser Stelle dürfen wir uns auch immer die Frage stellen, was fangen wir mit Daten an? Was heißt es denn für unseren Pflegealltag, zu wissen, dass Herr P. Chemiker war?).

Unsere Aufgabe als Pflegefachperson im Kontext von Biografiearbeit ist es, für den Erhalt und die Förderung sozialer Teilhabe zu sorgen, Einsamkeit und Isolation entgegenzuwirken und, wo möglich, bei der Bewältigung von traumatischen Erlebnissen zu unterstützen (zu denen nicht nur mögliche Kriegserfahrungen zählen, sondern auch der Umgang mit Verlusterfahrungen im Rahmen der demenziellen Veränderungen.[40]

Gern werden in Bezug auf das Thema Demenz vermeintliche »Binsenweisheiten« zum Besten gegeben, dazu zählen Sätze wie *»Menschen mit Demenz verlieren ihre Identität.«* Das ist keine Binsenweisheit, das ist schlicht Stigmatisierung. Im Duden heißt es: Identität bedeutet, dass jemand oder etwas mit sich selbst eins ist *(»als Selbst erlebte innere Einheit der Person«).*[41]

Mit sich eins sein – über die Begegnung mit anderen Identität erfahren und fühlen im Moment, das können Menschen mit Demenz sehr wohl. Wenn ein Bewohner etwa sagt *»Hier ist es ja wie im Gefängnis«*, dann ist er eins mit seinem Gefühl, dem Moment, dem Erleben, seiner Wahrnehmung, seinen inneren Bildern, seiner Identität. Das Bedeutsame ist, dass wir als Fachpersonen in jedem Moment Einfluss auf die Identität von Menschen mit Demenz nehmen können.

Unsere Identität, unsere Persönlichkeit und unsere Biografie sind eng miteinander verbunden und stehen in wechselseitiger Beziehung. Die Entwicklung unserer Persönlichkeit wird stark beeinflusst von emotional bedeutsamen Lebensereignissen. Diese wiederum haben Einfluss darauf, wie ein Mensch mit Problemen und Verlusten im Rahmen der Demenzerkrankung umgehen kann. Menschen mit Demenz sind täglich einem Verlusterleben

---

[40] Bezugsrahmen Kompetenzschwerpunkt 1.5: Menschen aller Altersstufen bei der Lebensgestaltung unterstützen, begleiten und beraten
[41] https://www.duden.de/rechtschreibung/Identitaet

ausgesetzt, und ganz sicher auch dem Verlust des Wissens um die eigene Lebensgeschichte. Im Sinne des person-zentrierten Ansatzes bieten wir über professionell gestaltete Biografiearbeit und Milieugestaltung der Person mit Demenz ein Gegenüber als »Ersatz-Ich«. Wir haben z. B. Kenntnis über Rituale (wenn nicht zu persönlichen, dann zu möglichen zeitgeschichtlichen). Wir nutzen dokumentationsorientierte Methoden wie die Arbeit mit Poesie- oder Fotoalben. Wir ermöglichen Zugang zu Musik, Kunst, Literatur. Wir aktivieren handwerkliches und/oder hauswirtschaftliches Geschick und erhalten Menschen mit Demenz den Zugang zu diesen Fähigkeiten. Wir helfen erinnern durch den Einbezug von vertrauten Gegenständen und Möbeln.

Die Kenntnis um die Biografie eines Menschen mit Demenz ist aus mehreren Gründen wichtig:
- Das Wissen um die Biografie einer Person mit Demenz kann helfen, das Verhalten und die Bedürfnisse dieser Person aus Sicht ihres biografischen Kontextes besser zu verstehen und so zu einem person-zentrierten Umgang beitragen (▶ Kap. 6.1.3).
- Das Wissen um die Biografie einer Person mit Demenz hilft dieser, ihr Wissen um sich selbst und die eigene Identität zu sichern.
- Biografiearbeit ermöglicht Menschen mit Demenz Lebensbilanzierung und Rückschau.
- Biografiearbeit ist auch gelebte Bewältigung der Gegenwart.

Biografische Kenntnisse stellen einen wertvollen Türöffner in der Interaktion und Kommunikation mit Menschen mit Demenz dar. Sie helfen, Kontakt und Beziehung aufzubauen und zu halten. Habe ich kein Wissen um die detaillierte Biografie einer Person mit Demenz, z. B. aufgrund meiner Arbeit in einem Akutkrankenhaus, in der die Biografiearbeit als Teil der Pflege eher eine Nebenrolle spielt, so hilft mir die Einordnung in zeitgeschichtliche Kontexte, um Atmosphäre in der Begleitung zu gestalten. Biografiearbeit kann einen Beitrag leisten, um depressive Emotionen von Menschen mit Demenz zu reduzieren und zu minimieren und sich im Pflegealltag auf die Fähigkeiten der Person zu konzentrieren.

> **Fazit** **Biografiearbeit und Erinnerungspflege**
>
> Biografiearbeit in der Begleitung von Menschen mit Demenz meint das aufrichtige Interesse und die Würdigung der Lebensgeschichte der zu Pflegenden. Sie ist sowohl in Einzelbegegnungen und in Gruppengesprächen möglich. In dieser Arbeits- und Kommunikationsweise zur Anknüpfung an Lebenserfahrungen durch Impulse von außen zur Erinnerung kommen z. B. Erzählungen, Musik, Gerüche, Gegenstände zum Einsatz.
>
> Die Hauptziele der Erinnerungspflege:
> - Vermeidung und Überwindung von Einsamkeit und Isolation
> - Erhalt und Förderung der Kommunikationsfähigkeit
> - Erhalt und Förderung von Selbstvertrauen
> - Stärkung von Identitätserleben
> - Aktivierung und Erhalt kognitiver Prozesse
> - Wertschätzung der eigenen Biografie und Lebensbilanzierung

8.2.1 Fallbeispiele

Herr T.
Herr T. lebt mit einer mittelgradigen vaskulären Demenzerkrankung in der Häuslichkeit. Er wird größtenteils von seiner Frau versorgt. Zweimal wöchentlich besucht er die Tagespflege, der Pflegedienst kommt dreimal wöchentlich und übernimmt das Baden und Duschen sowie eine mögliche Wundversorgung. In der Regel genießt Herr T. das Baden und Duschen sehr und ist in den Begegnungen mit dem Pflegedienst mitteilsam. So ist seine Zeit als Fußballspieler häufig ein Thema. Hier erfährt Herr T. Wertschätzung während der Grundpflege über die Gespräche als »bestem Verteidiger der Fußballclubs der Stadt.«

In dieser Woche jedoch ist Herr T. unruhig und möchte nicht in der Wanne bleiben. Die Pflegefachkraft kann ihn mit den vertrauten Sätzen nicht erreichen. Herr T. wirkt gereizt, die Atmosphäre ist angespannt – auf allen Seiten – und die Pflegefachkraft verabschiedet sich schneller und hektischer als gewohnt. Beim Hinausgehen fällt ihr auf, dass das Licht über dem Spiegel im Badezimmer flackert, sie misst dem jedoch keine weitere Bedeutung bei. Die Situation wiederholt sich in der kommenden Begegnung zwei Tage später. Wieder ist Herr T. unruhig und genervt. »*Komisch*«, kommentiert die Ehefrau, »*das war doch sonst nie so.*« Dann sagt sie: »*Ach, die Birne im Bad muss dringend ausgewechselt werden! Da muss ich jetzt wieder den Nachbarn bemühen, früher hat das immer mein Mann gemacht, das geht ja nun nicht mehr.*« Die Pflegekraft stimmt ihr zu, bestärkt die Ehefrau, sich Hilfe zu holen und verlässt das Haus.

Auf der Straße angekommen, denkt sie über die Bemerkung der Ehefrau weiter nach und erinnert sich an weitere Erzählungen: Ist Herr T. in der Tagespflege, die an eine stationäre Einrichtung angegliedert ist, so folgt er gern den Hausmeistern und schaut ihnen bei der Arbeit zu. Diese lassen Herrn T. gern einmal die Leiter halten, wenn sie eine Glühbirne wechseln. Könnte die Unruhe im Bad etwas mit der flackernden Lampe zu tun haben? In einem kurzen Telefonat erinnert sie die Ehefrau an diese Anekdote und bestärkt sie darin, Herrn T. in die handwerkliche Arbeit einzubinden, wenn der Nachbar die Glühbirne austauscht.

Beim nächsten Besuch erzählt die Ehefrau, wie großartig ihr Mann dem Nachbar habe »zur Hand gehen können« und noch viele Handgriffe erinnerte. Ebenso habe der Nachbar sich erinnert, dass Herr T. nicht nur der beste Verteidiger der Fußballmannschaft gewesen sei, sondern ebenso hilfsbereit sofort Unterstützung bei handwerklichen Maßnahmen im Vereinsheim geboten habe. Das habe er nicht anstehen lassen, wenn dort etwas zu tun gewesen sei. »*Sie sind nicht nur der beste Verteidiger des Fußballclubs*«, sagt die Pflegekraft zu Herrn T. beim nächsten Besuch, »*auf Sie kann man sich immer verlassen, Sie sind stets zur Stelle, wenn es etwas zu reparieren gilt.*« Herr T. strahlt – und das Duschen verläuft in gewohnt entspannter Atmosphäre.

> **Fazit** Die Pflegekraft als Ersatz-Ich
>
> Es sind die kleinen Dinge und die Nahtstellen im person-zentrierten Ansatz, die Sie als Pflegefachkraft schließen, egal in welchem Kontext. Und diese kleinen Dinge aus dem biografischen Schatz und/oder dem zeitgenössischen Erleben können bedeutsam sein für den Erhalt und die Förderung von Lebensqualität im Kleinen und im Großen. Die Fachkraft des ambulanten Pflegedienstes in dieser Geschichte fungiert als ein atmosphärisches Ersatz-Ich, bringt Beobachtungen aus der Tagespflege und den Erzählungen der Ehefrau zusammen und stellt sie in den person-zentrierten Kontext.

Frau K.
»Guck mal, was die schon wieder macht!« In der Kreativgruppe einer Seniorenpflegeeinrichtung reagiert Frau K. genervt auf die demenziell veränderte Mitbewohnerin Frau C., die von ihrem Stuhl aufgestanden ist und diesen nun durch den Raum schiebt – kratzende Geräusche inklusive. Die Betreuungskraft beruhigt Frau K., dass dies in Ordnung gehe und entscheidet sich damit aktiv, Frau C. in ihrem Tun zu beobachten. Frau C. blickt liebevoll auf den leeren Stuhl vor sich und streichelt immer wieder über die Sitzfläche. Dann kippt sie den Stuhl sachte auf und ab, lächelt und schiebt weiter durch den Raum.

Im Sinne der Verstehenshypothese und dem Wissen um Frau C.'s Biografie entwickelt die Betreuungskraft ein Bild, das sie mit Frau K. teilt: Als Teenager habe Frau C. immer gern die Babys aus der Nachbarschaft im Kinderwagen spazieren gefahren und sich so ihr Taschengeld verdient. Dabei habe sie ein großes Talent dafür besessen, selbst die größten Schreihälse in den Schlaf zu wiegen. Vielleicht sei Frau C. gerade mit diesen Erinnerungen unterwegs? »Ach«, meint Frau K., »wie schön! Ich bin mit meinen Kindern auch immer so gern mit Kinderwagen durch die Stadt spaziert. Eine schöne Zeit war das, als die Kinder so klein waren. Schaufensterbummel machen, ein Eis essen, während die Kinder schliefen. Das war meine Auszeit.«

Der Betreuungskraft gelingt mit der Anwendung und Umsetzung des person-zentrierten Ansatzes hier, was im stationären Alltag von gemischten Wohnformen von Menschen mit und ohne Demenz eine tägliche Herausforderung darstellt: Verständnis zu erwecken für die Bedarfe und auf den ersten Blick als für die Kreativgruppe störend erlebten Verhaltensweisen von Menschen mit Demenz. Die Betreuungskraft besitzt die Gabe, den person-zentrierten Blick auch auf Frau K. zu richten und sie als »Expertin« in die Verstehenshypothese einzubinden. Auch hier wird eine Nahtstelle in der atmosphärischen Kommunikation der Station geschlossen.

9 Musiktherapie und person-zentrierter Ansatz

Simone Viviane Plechinger

Viel wurde in der Vergangenheit über die Wirkungsweisen von Musik in der Begleitung von Menschen mit Demenz geschrieben. Unbestritten ist, dass Menschen mit Demenz besonders vom achtsamen Umgang mit Musik profitieren können. Auch wenn die Studienlage in Deutschland zum Einsatz von nichtpharmakologischen Interventionen in der Begleitung von Menschen mit Demenz weiter überschaubar bleibt, ist es erfreulich, dass Ansätze der professionellen Musiktherapie in der überarbeiteten Version der S3 Leitlinien aus dem vergangenen Jahr nun deutlich und vorrangig empfohlen werden.[42]

Die drei stärksten Verbesserungen durch musiktherapeutische und musikbasierte Interventionen in der Studienlandschaft zeigen sich in der signifikanten Verbesserung von Agitiertheit, Angst und Depressivität sowie in den Bereichen Reduktion von Schlafstörungen, Reduktion sekundärer Symptome wie sozialer Isolation, erreicht durch nonverbale Kommunikation sowie im Erhalt von empathischer Teilnahmefähigkeit.[43]

Musik vernetzt Nervenbahnen immer wieder neu miteinander und tut dies auch bei starken kognitiven Veränderungen und Einschränkungen. Sie ist in der Lage, Stresshormone zu reduzieren und nimmt Einfluss auf Prozesse, die mit der Musik selbst an sich überhaupt nichts zu tun haben. Musik ist für unser Gehirn leichter zu verstehen als Sprache bzw. wird von ihm als solche verstanden und umgesetzt. So ermöglicht sie auch Menschen mit Demenz

---

[42] https://www.demenz-stuttgart.de/aktuelles/aktuell-240314103343.html
[43] Vgl. Wosch T (2011): Demenz, Musik und Alter in Therapie und Pflege, Kohlhammer, Stuttgart

in weit fortgeschrittenen Stadien das Gefühl, verstanden und angenommen zu sein. Sie ist also prädestiniert, die Beziehungsgestaltung von und mit Menschen mit Demenz zu beeinflussen wie kaum ein anderes Medium.

Der Begriff Musiktherapie/Musiktherapeut per se ist in Deutschland, anders als in anderen europäischen Ländern, nicht geschützt. Geschützt ist lediglich die jeweilige Ausbildung/der Studienabschluss, den professionelle Musiktherapeuten und Musiktherapeutinnen nachweisen können. Umso bedeutsamer ist auch hier die Entwicklung von interprofessioneller Zusammenarbeit und dem Wissen rund um einen verantwortungsvollen Umgang mit Musik im Pflegealltag. Es ist wertvoll, wenn sich funktionale und emotionale Wirkungsweisen verzahnen können (wie z. B. Singen als Pneumonieprophylaxe, aktive Unterstützung bei Dyspnoe sowie im Rahmen von Biografiearbeit), immer mehr Pflegefachkräfte und interprofessionell agierende Teams von diesen Wirkungsweisen wissen und sie in ihrer tägliche Arbeit umsetzen. Der Musiktherapeut, die Musiktherapeutin fungiert dabei als Experte und Beraterin im Hintergrund.

Florence Nightingale sprach in Bezug auf den Einsatz von Musik in der Pflege von einem »Match made in heaven«, also von einer nahezu »himmlischen Verbindung«. Doch Musik ist auch für Menschen mit Demenz nicht immer nur »schön« oder angenehm. So nimmt bspw. Eine Dauerbeschallung mit Radio Menschen mit Demenz die Fähigkeit, sich räumlich-akustisch zu verorten, der Schlaf-Wach-Rhythmus kann sich verändern, Defizite im Kontext von Mobilität können sich einstellen – und all das ist in dann in erster Linie keine Folge oder alleiniges Symptom der Demenzerkrankung, sondern ein hausgemachtes Übel[44]. Es ist also mehr als wichtig, dass mit diesem Medium verantwortungsvoll umgegangen wird. Auch Stille kann etwas absolut Kostbares sein. Im Sinne des Expertenstandard Beziehungsgestaltung ist es bedeutsam, ein ausgewogenes Konzept zwischen akustischen Reizangeboten und Reizreduktion umzusetzen. Zudem beginnt der Einsatz von Musik im weitesten Sinn lange vor der Frage eines musikalischen Beschäftigungsangebotes für Menschen mit Demenz (▶ Kap. 7.4).

---

[44] Plechinger SV (2019): »Klänge der Geborgenheit« in: pflegen:demenz. Friedrich Verlag, Seelze, S. 29

Impulse zum Weiterlesen und zum vertieften Wissen rund um den verantwortungsvollen Umgang und Einsatz von Musik im Pflegealltag finden Sie im Literaturverzeichnis im Anhang. Achtsam und bewusst eingesetzt kann Musik helfen, eine Verbindung zwischen Erinnerung und Emotion und damit zwischen damals und heute zu schaffen (▶ Kap. 2.2). Musik ist ein Spiegel der persönlichen und kulturellen Identität. Wie ein roter Faden schlängelt sie sich durch unsere Lebensläufe, Lieblingsmusik und die Erinnerung an musikalisch belegte Atmosphären besitzt jeder Mensch. Ein im Pflegealltag häufig zu beobachtender Moment ist das Singen oder Summen von Weihnachtsliedern – auch im Hochsommer bei 35 Grad im Schatten. Das Singen von Weihnachtsliedern kann oftmals mit dem Wunsch oder der Suche nach Sicherheit und Geborgenheit verstanden werden. »Musik verbindet uns mit unsichtbaren Fäden«, sagt die australische Schriftstellerin Pam Brown. Der Expertenstandard Beziehungsgestaltung formuliert es wie folgt: »...*Musikinterventionen scheinen deutliche Vorteile gegenüber dem Weglassen von Musik, jedoch auch gegenüber dem passiven Abspielen von Musik im Hintergrund zu haben, da die Interaktion zwischen Pflegendem und Menschen mit Demenz gestärkt werden könne.*«[45]

Der Expertenstandard Beziehungsgestaltung in der Pflege von Menschen mit Demenz hebt deutlich hervor, dass und in welchem Maße gute Pflege aus Kontakt entsteht. Je mehr das Wissen rund um die Wirkungsweisen von Musik als eine Form des Kontaktes aus der person-zentrierten Haltung heraus in den Pflegealltag integriert wird, umso mehr kann auch hier die Lebensqualität von Menschen mit Demenz steigen.

---

[45] DNQP 2019, S. 125

9.1 Musik interprofessionell im Rahmen der SIS® und der Verstehenshypothese

Ein Beispiel aus der Praxis: Der engagierte und reflektierte Pflegeschüler Tom berichtet aufgeregt von den Begegnungen mit der hochbetagten Frau X. Fast täglich wiederholen sich konflikt-, fast schon schicksalshafte Momente, wenn er bei der Dame mit Demenz den Transfer vom Bett in den Rollstuhl durchführt und die Fußstützen an den Rollstuhl anbringen will. Frau X., die sich aufgrund ihrer fortgeschrittenen Demenz nicht mehr verbal äußern kann, scheint den Handlungsablauf nicht zu verstehen, wirkt verunsichert, irritiert, zunehmend auch ängstlich und unruhig. Eine Wahrnehmung, die auch die weiblichen Kolleginnen aus der Pflege und Physiotherapie sowie Betreuungsassistenten teilen. Tom fühlt sich hilflos. Die Situation scheint regelmäßig an Spannung zu gewinnen, sobald Tom intensiv erklärt und beschreibt, was er tut. Frau X. reagiert mit deutlicher psychomotorischer Anspannung. Der Hausarzt vermutet eine Schmerzsymptomatik und nachlassende Rumpfstabilität.

Im Kontext der Verstehenshypothese wird ein zeitgeschichtlicher Kontext für das Verhalten von Frau X. in Betracht gezogen. Frau X. stammt aus Ostpreußen und hat im Winter 1945 Flucht und Vertreibung aus ihrer Heimat erlebt. Tom überlegt im Sinne der Verstehenshypothese, ob Frau X. als Jugendliche zu Kriegsende »schlechte Erfahrungen mit Männern« gemacht habe, deren Erinnerungen nun aufflammen. Vielleicht fühle sie sich unbehaglich, wenn ein Mann sie umfasse, um gleich darauf mit dem Anbringen der Fußstützen für weitere Verunsicherung zu sorgen, dass ihre Beine ausgestreckt werden sollen und angehoben werden, um sie auf die Stützen zu stellen, überlegt Tom. Da die Verunsicherung bei Frau X. im Transfer auch bei weiblichen Teammitgliedern auftritt und Zugehörige nicht befragt werden können, bleiben die wirklichen Ursachen spekulativ, sind jedoch ein fachlich bedeutsamer Hinweis im Kontext der Verstehenshypothese, nachdem Schmerzen als Hauptursache ausgeschlossen werden können.

Das Team stellt für sich fest: Es soll Frau X. ermöglicht werden, weitestgehend selbstbestimmt auf die Situation zu reagieren und sie gestalten zu können. Dabei wird das Wissen rund um die Wirkungsweisen von Musik herangezogen und die Beziehungsgestaltung über dieses Medium inklusive der Darstellung von Handlungsabläufen in den Mittelpunkt gerückt. Ein rhythmischer Impuls soll Frau X. helfen, die kurzen, möglichen Schritte im Transfer möglichst eigenständig zu bewältigen. Dazu wird auf die rhythmisch-akustische Ankopplung unseres Gehirns fokussiert. Statt sich in langen, verbalen Erläuterungen zum Handlungsablauf zu verstricken, besingt Tom in einem Situationslied zu einer vertrauten Melodie, was er tut: »Ich mache jetzt Fußstützen dran.« Die Melodie ermöglicht es Frau X., Inhalte des Handlungsablaufs leichter zu verstehen. Auch das Kinderlied »Zeigt her Eure Füße, zeigt her Eure Schuh«, das Frau X. kennt, führt zu einem einer atmosphärisch anderen Gestaltung und Wahrnehmung des Geschehens. In dieser Liedzeile wird besungen, was aktiv von Frau X. gestaltet werden soll: Das Ausstrecken der Beine, um ein Anbringen der Fußstützen zu ermöglichen.

Die Dokumentation im Rahmen der SIS®: »*Frau X. ist nicht orientiert. Sprachverständnis und Sprachvermögen sind aufgrund der Demenz stark eingeschränkt (Themenfeld 1 SIS® – strukturierte Informationssammlung). Sie reagiert unsicher und verängstigt, wenn sie merkt, dass sie eine Situation nicht erfasst (Themenfeld 1). Eingeschränkte Eigenbewegungen möglich (Themenfeld 2). Erhalt und Unterstützung durch Physiotherapie zur Verbesserung und Erhalt von Körperkraft, Körperwahrnehmung und Steuerungsfähigkeit.*«

9.2 Milieugestaltung/Milieutherapie

Unter Milieutherapie oder Milieugestaltung versteht man die Gestaltung von Umgebung, Strukturen, Betreuungsangeboten an die Situation der Menschen mit Demenz. Im therapeutischen Ansatz sollen so Situationen der Geborgenheit und Sicherheit geschaffen werden. Ziel ist auch, die Diskrepanz zwischen unserem funktional-institutionell ausgerichtetem Pflegesystem und der Lebenswelt von Menschen mit Demenz zu minimieren.

So entstehen im Rahmen der stationären Langzeitpflege bspw. Wohngruppen für Menschen mit Demenz (ähnliche Krankheitsbilder, ähnliches Alter, kleine Einheiten, andere Personalschlüssel), häufig mit einer besonderen Architektur (Menschen mit Demenz können über barrierefreie Rundwanderwege immer wieder an sozialen Kontakt andocken und/oder sich aus diesem zurückziehen. Um die Lebensqualität zu erhöhen, wird auf eine Tagesstruktur geachtet, in der Über- und Unterforderung von Menschen mit Demenz vermieden werden soll. Die Orientierung an der Biografie nimmt einen großen Stellenwert ein, der person-zentrierte Ansatz wird gelebt. Überzogene Kontrolle von Menschen mit Demenz wird vermieden bzw. soll vermieden werden, die Pflege erfolgt ressourcenorientiert, Möglichkeiten zur zeitlichen- und räumlichen und situativen Orientierung werden geschaffen (Kalender, Uhren, Dekoration, Symbole, gut ausgeleuchtete Räume, keine Dauerbeschallung, keine verschlossenen Türen etc., konstante Bezugspersonen wo möglich, Biografiearbeit, Lieblingsmusik etc.).

Es kann wertvoll sein, sich intensiv mit der Milieugestaltung zu beschäftigen und sie - vor allem im Kontext eines Akutkrankenhauses – wenn auch mit minimalen Mitteln an die Bedarfe von Menschen mit Demenz anzupassen. Entscheidend sind auch hier einmal mehr die Haltung des Teams und das Erkennen von möglichen »hausgemachten« Stress-Situationen für Menschen mit Demenz.

Gute Pflege entsteht aus Kontakt und Kommunikation. Sie als Teil der neuen Pflegegeneration haben es angesichts einer steigenden Zahl von Menschen mit Demenz in Deutschland in der Hand mit Ihrem Wissen auch nach Ihrem Examen neue Maßstäbe zu setzen!

9.2.1 Statement von Julia Ketturakat: Das Thema Demenz in der generalistischen Pflegeausbildung

Julia Ketturakat ist Praxisanleiterin und Diplom-Medizinpädagogin in einer Pflegeschule im Bundesland in Brandenburg. Wir freuen uns, dass sie unser Buch mit ihrem Statement bereichert:

Die Pflege, der Umgang und die Betreuung von Menschen mit Demenz stellen große Herausforderungen an die Pflegeperson. Da die Auszubildenden in der generalistischen Pflegausbildung während ihrer Einsätze im Pflegeheim, Geriatrie, stationäre Langzeitpflege, ambulanter Pflegedienst und in der stationären Akutpflege auf Menschen mit Demenz treffen, ist es wichtig, dass dieses Thema Demenz und der Umgang mit demenziell Erkrankten in der theoretischen Ausbildung unterrichtet wird. Die jungen Auszubildenden müssen auf dieses Krankheitsbild vorbereitet werden und wissen, wie sie reagieren können und welche Möglichkeiten sie als Pflegende haben, um diesen Menschen zu begegnen und zu helfen.

Auszubildende sollten zudem den Expertenstandard Beziehungsgestaltung in der Pflege von Menschen mit Demenz kennen.
Gewohnheiten, biografische Besonderheiten, Rituale und bestimmte Verhaltensweisen von Menschen mit Demenz sind wichtig für die pflegerische Versorgung und Betreuung von Menschen mit Demenz. Die Auszubildenden müssen wissen, dass es nicht nur um die pflegerische Grundversorgung geht, sondern auch um die personenzentrierte Haltung geht. Es sollen Beziehungen zu Angehörigen gestaltet und gefördert werden und Angebote für demenziell Erkrankte geschaffen werden. All das umfasst dieses Konzept und deshalb ist es wichtig, dass die Auszubildenden dieses kennen.

Ich möchte den Auszubildenden zur Pflegefachfrau/zum Pflegefachmann zum Thema Demenz mit auf den Weg geben: Denkt immer daran: »Das Herz wird nicht dement«.

Abkürzungsverzeichnis

BESD	Beurteilung von Schmerzen bei Demenz
BISAD	Beobachtungsinstrument für das Schmerzmanagement bei alten Menschen und Demenz
CAA	Cerebrale Amyloid-Angiopathie
EPMS	Extrapyramidale motorische Störungen
FTD	Frontotemporale Demenz
ITS	Intensivstation
PPA	Primäre progressive Aphasie
SAE	Subkortikale arteriosklerotische Enzephalopathie

Literatur

Blimlinger E et al. (1996): Lebensgeschichten. Vincentz, Hannover.

Braam S (2007): Ich habe Alzheimer. Wie die Krankheit sich anfühlt. Beltz, Weinheim und Basel.

Deutsche Gesellschaft für Psychiatrie und Psychotherapie, Psychosomatik und Nervenheilkunde e.V. (DGPPN), Deutsche Gesellschaft für Neurologie e.V. (2023): S3-Leitlinie Demenzen, Langfassung. Version 4.0, 28.11.2023, https://register.awmf.org/de/leitlinien/detail/038-013, Zugriff am 05.06.2024

Deutsches Netzwerk für Qualitätsentwicklung in der Pflege (DNQP) (2019): Expertenstandard Beziehungsgestaltung in der Pflege von Menschen mit Demenz. Osnabrück.

Endres P (2018): Nach Worten fischen. Demenz, Kommunikation, Assoziativer Dialog, Vincentz, Hannover

Hametner I (2020): Demenz, Delir, Depression. Symptome erkennen – schnell und individuell handeln. Schlütersche, Hannover.

Innes A (Hrsg.) (2004): Die Dementia Care Mapping Methode (DCM) – Anwendung und Erfahrungen mit Kitwoods person-zentriertem Ansatz. Hans Huber, Bern.

Jasper B, Willig S (2016): Musik bewegt – Mit Evergreens Herz und Hirn aktivieren. Vincentz, Hannover.

Kastner U, Löbach R (2019): Handbuch Demenz. Fachwissen für Pflege und Betreuung. Elsevier, München.

König J (2020): Beziehungsgestaltung in der Pflege von Menschen mit Demenz – 50 Tipps für die Pflege und Betreuung. Schlütersche, Hannover.

Mantz S (2023): Arbeitsbuch Kommunizieren in der Pflege – Mit heilsamen Worten pflegen. Kohlhammer, Stuttgart.

Maschke M et al. (2020): Delir und Verwirrtheitszustände inklusive Alkoholentzugsdelir. S1-Leitlinie 2020, in: Deutsche Gesellschaft für Neurologie (Hrsg.): Leitlinien für Diagnostik und Therapie in der Neurologie. www.dgn.org/leitlinien

Müller-Hergl C, Güther H et al. (2022): Demenz: der person-zentrierte Ansatz im Umgang mit verwirrten, kognitiv beeinträchtigten Menschen. 9. Aufl. Hogrefe, Göttingen.

Naumer B, Heilig M (2020): Praxisleitfaden Generalistische Pflegeausbildung. Elsevier. München.

Nightingale F (2015): Notes on Nursing. Create Space Indecent Publishing Platform.

Pflegen: Demenz (2019): Zeitschrift für die professionelle Pflege von Personen mit Demenz, Ausgabe 50 »Agitiertes Verhalten«. Friedrich, Seelze.

Pflegen: Demenz (2018): Zeitschrift für die professionelle Pflege von Personen mit Demenz, Ausgabe 49 »Beziehungsgestaltung«. Friedrich, Seelze.

Pflegen: Demenz (2021): Zeitschrift für die professionelle Pflege von Personen mit Demenz, Ausgabe 58 »Kreativität«. Friedrich, Seelze.

Plechinger SV (2019): Klänge der Geborgenheit. In: pflegen:demenz. Friedrich Verlag, Seelze

Plechinger SV (2024): Musik in der Begleitung am Lebensende. Palliative Care für Einsteiger. 2., akt. Auflage, hospiz verlag, Esslingen.

Rehdel T (2024): Biografiearbeit in der Pflege: Definition, Ziele und Methoden. Forum Verlag Herkert, München.

Rogers CR (1983): Die klientenzentrierte Gesprächspsychotherapie. Fischer, Frankfurt.

Ruß A (2023): Arzneimittel. Börm Bruckmeier Verlag. Grünewald.

Schmal J (2023): Prüfungswissen Pflegefachfrau/Pflegefachmann für die Generalistische Pflegeausbildung. Urban und Fischer, Elsevier GmbH, München.

Staack S, Gust J (2015): LEBEN statt therapeutischer Akrobatik. Nichtmedikamentöse Demenztherapien – wissen, was wirkt. Schlütersche, Hannover.

Stiehl J (2022): Prüfungsvorbereitung in der Pflege. Schlütersche. Hannover.

Toebes T (2024): Der 21-Jährige, der freiwillig in ein Pflegeheim zog und von seinen Mitbewohnern mit Demenz lernte, was Menschlichkeit bedeutet. Knaur, München.

Wallesch CW, Förstl H (2017): Demenzen. Thieme. Stuttgart.

Willig S, Kammer S (2012): Mit Musik geht vieles besser – der Königsweg in der Pflege von Menschen mit Demenz. Vincentz, Hannover.

Wosch T (Hrsg.) (2011): Musik und Alter in Therapie und Pflege: Grundlagen, Institutionen und Praxis der Musiktherapie im Alter und bei Demenz. Kohlhammer, Stuttgart.

Wöger S (2019): Demenz: Wissenswertes für Betroffene, Angehörige und Betreuende. 2. erweit. Auflage. Books on Demand. Norderstedt.

Register

Agnosie 19, 21
Agrafie 19
Agrammatischer Typ 33
Akalkulie 19
Alexie 19
Alzheimer-Typ
– medikamentöse Therapie 23
– Risikofaktoren 21
– Schweregrade 22
– Symptome 21
Ansatz
– person-zentrierter 67
Antidementiva 24
Antidepressiva 29, 34
– Nebenwirkungen 30
– pflegerische Konsequenzen 30
– selektiv angreifende 29
– tetrazyklische 29
Aphasie 19
Apraxie 19, 21
Ausfälle
– neurologische 32

Beobachtungsbögen 62
Beschäftigungen 88
BESD 62
Bewegungsangebote 88
Beziehungsgestaltung 76, 100
Beziehungspflege 76
Biografiearbeit 41, 134
– Methoden 45
– Umsetzung 45
BISAD 62

Delir 53
– medikamentöse Therapie 57
– Symptome 54
– Ursachen 53
Dementia Care Mapping 95
– Kritik 97
Demenz 17
– degenerative 18
– frontotemporale 18
– hereditäre vaskuläre 31
– nichtdegenerative 18
– primäre 18
– Schmerzerfassung 62
– sekundäre 18
– Symptome 18
– vaskuläre 18, 31
– vom Alzheimer-Typ 18, 20
Demenz-Balance-Modell© 88, 92
Depression 65

Enzephalopathie
– subkortikale arteriosklerotische 32
Erinnerungspflege 134
Expertenstandard
– Beziehungsgestaltung in der Pflege von Menschen mit Demenz 46, 75
– Qualitätsdimensionen 49

Fragen
- offene 105
Frontotemporale Demenz 33
- Risikofaktoren 33
Frontotemporale Demenz
 in der Verhaltensvariante
 (bvFTD) 33, 34
Frontotemporalen Demenz 35

Gesprächsführung
- klientenzentrierte 106
Grundbedürfnisse 68

Herausforderndes Verhalten 84

Interaktion 100

Kommunikation 67
- Grundlagen 101
- mit Angehörigen 126
- offene 45
- wertschätzende 105
Kommunikationsbarrieren 108
Kommunikationskompetenz 109
Kommunikationstheoretischer
 Ansatz 107

Lebensqualität 40, 78, 95
Lewy-Körperchen-Demen
- nichtmedikamentöse
 Therapie 39

Lewy-Körperchen-Demenz 18, 35
- medikamentöse Therapie 37
- Symptome 36
- Ursachen 35
Logopenischer Typ 34

Milieugestaltung 145
Milieutherapie 145
Multi-Infarkt-Demenz 31, 32
Musiktherapie 141

Neuroleptika 28
- atypische 28
- Nebenwirkungen 28
- niedrigpotente 28
- pflegerische Konsequen-
 zen 29

Person-Sein 73
Pflege
- person-zentrierte 69, 78
Pflegeausbildung
- generalistische 147
Plaques 20
Primäre progressive Aphasie
 (PPA) 33, 34
Prosopagnosie 21
Psychologisches Kommunika-
 tionsmodell 102

Schmerz 62
Schmerztherapie
– medikamentöse 64
– nichtmedikamentöse 64
Semantischer Typ 33
Sender-Empfänger-Modell 101
Sinneserleben 89
SIS® 144
Sprache
– achtsame 115
Stimme 112
Subkortikale arteriosklerotische Enzephalopathie (SAE) 31
Symptome
– kognitive 19
– physische 20
– psychische 20

Timalation 69

Umgang mit an Demenz erkrankten Menschen
– Verhaltenstipps 51
Unwohlsein
– Indikatoren 73

Validation 70, 120
Vaskuläre Demenz 31
– medikamentöse Therapie 32
– Symptome 32, 33
– Ursachen 31
Verständigung mit Menschen mit Demenz
– Tipps 52
Verstehenshypothese 79, 144

Wohlbefinden
– Faktoren 72
Wortwahl 112

Zerebrale Amyloid-Angiopathie (CAA) 31
ZOPA 62
Zusammenarbeit
– interprofessionelle 131

Lösungen

Jacqueline Stiehl

Sind die folgenden Aussagen richtig oder falsch?
(▶ S. 26)

Tab. 8: Richtig oder Falsch?

	Richtig	Falsch
Der Abbau der Nervenzellen lässt sich durch Antidementiva nicht aufhalten.	✗	
Cholinesterase-Hemmer, z. B. Rivastagmin, z. B. Exelon®, bewirken v. a. im Frühstadium der Erkrankung eine Verbesserung der Denkfähigkeit.	✗	
Nootropika verbessern die Hirnleistungen ausschließlich bezüglich der Aufmerksamkeit.		✗
Nootropika verbessern die Hirnleistungen, z. B. bezüglich der Konzentrationsfähigkeit und der Orientierungsfähigkeit.	✗	
Glutamat-Antagonisten, z. B. Ebixa® und Axura®, können die Lernfähigkeit länger aufrechterhalten.	✗	
Ginkgo-biloba-Extrakte können das Erinnerungsvermögen bei leichter mit mittelgradiger Demenz positiv beeinflussen.	✗	
Donepezil, z. B. Aricept®, gehört zu der Arzneimittelgruppe der Nootropika.		✗
Memantin, z. B. Ebixa®, gehört zur Arzneimittelgruppe der Glutamat-Antagonisten.	✗	

Lösungen

	Richtig	Falsch
Galantamin, z. B. Reminyl®, wird bei der leichten bis mittelschweren Alzheimer-Demenz eingesetzt.	✗	
Rivastagmin, z. B. Exelon®, wird bei der leichten bis mittelschweren Alzheimer-Demenz eingesetzt.	✗	
Memantin, z. B. Axura®, wird bei der mittelschweren bis schweren Alzheimer-Demenz eingesetzt.	✗	
Piracetam, z. B. Nootrop®, verbessert den verminderten Hirnstoffwechsel.	✗	
Antidementiva haben als unerwünschte Wirkungen bzw. Wechselwirkungen selten gastrointestinale Beschwerden, z. B. Diarhhoe und Übelkeit.		✗
Antidementiva haben als unerwünschte Wirkungen bzw. Wechselwirkungen oft gastrointestinale Beschwerden, z. B. Übelkeit und Erbrechen.	✗	
Zu den häufigsten zentralnervösen Wirkungen der Antidementiva zählen z. B. Appetitlosigkeit, Schwindel, Muskelkrämpfe und Schlaflosigkeit.	✗	
Donepezil, z. B. Aricept®, weist als Nebenwirkung ausschließlich Muskelkrämpfe auf.		✗
Donepezil, z. B. Aricept® kann als Nebenwirkungen u. a. Diarrhoe und Übelkeit aufweisen.	✗	
Dihydroergotoxin, z. B. Hydergin®, kann als Nebenwirkungen Tachykardie und Hyperaktivität aufweisen.	✗	
Piracetam, z. B. Nootrop®, weist als Nebenwirkung u. a. Kopfschmerzen, Schlafstörungen und gastrointestinale Beschwerden auf.	✗	

Ordnen Sie die folgenden Aussagen den Qualitätsdimensionen nach Avis Donabedian zu.
(▶ S. 50)

Tab. 25: Aussagen und Qualitätsdimensionen

Aussagen	Zuordnung
Der Mensch mit Demenz wird durch eine person-zentrierte Haltung der Pflegenden in seiner Einzigartigkeit wahrgenommen.	E
Die Pflegefachkraft informiert, leitet an oder berät den Menschen mit Demenz entsprechend seiner Fähigkeiten über beziehungsfördernde und -gestaltende Angebote.	P
Die Pflegefachkraft verfügt über das Wissen und Kompetenzen zur Information, Anleitung und Beratung über beziehungsfördernde und-gestaltende Angebote sowie deren Einbindung in Alltagssituationen.	S
Die Pflegefachkraft plant auf Basis einer Verstehenshypothese unter Einbeziehung des Menschen mit Demenz und seiner Angehörigen sowie den beteiligten Berufsgruppen individuell angepasste beziehungsfördernde und-gestaltende Maßnahmen.	P
Die Pflege des Menschen mit Demenz wird beziehungsfördernd und gestaltend durchgeführt.	E
Die Pflegefachkraft hat eine person-zentrierte Haltung in der Pflege von Menschen mit Demenz entwickelt.	S

Nennen Sie vier allgemeine Symptome einer demenziellen Erkrankung.
(▶ S. 57)
1. Kognitive Symptome
2. Physische Symptome
3. Psychische Symptome
4. Verhaltensänderungen

Ordnen Sie den vier allgemeinen Symptomen jeweils drei Beispiele zu.
(▶ S. 58)

Tab. 30: Allgemeine Symptome eines Delirs und Beispiele

Allgemeine Symptome	Beispiele
Kognitive Symptome	• Eingeschränktes Urteilungsvermögen • Gedächtnisstörungen • Orientierungsstörungen • Aufmerksamkeitsstörungen • Herabgesetzte Fähigkeiten zur Problemlösung • Apraxie (Störung eines geordneten Handlungsablaufes, Werkzeugstörung) • Agnosie (Störung des Wiedererkennens von z. B. Örtlichkeiten und Gegenständen) • Aphasie (Sprachstörungen) • Agrafie (Schreibunfähigkeit) • Alexie (Leseunfähigkeit) • Akalkulie (Rechenunfähigkeit)
Physische Symptome	• Schluckstörungen • Essstörungen • Reduzierter Geschmackssinn • Reduzierter Geruchssinn • Mobilitätseinschränkungen • Harninkontinenz • Stuhlinkontinenz • Schlafstörungen • Gestörter Tag-Nacht-Rhythmus • Veränderte Schmerzwahrnehmung
Psychische Symptome	• Halluzinationen • Verkennungen • Angst • Depressionen • Frustrationen
Verhaltensänderungen	• Unruhezustände, z. B. Hinlauftendenz • Herausforderndes Verhalten • Aggressivität • Sammeln von Gegenständen • Agitiertheit, z. B. fahrige, hastige, ziellose Bewegungen

Fallsituation: »Frau Heller wollte sich mit dem Kamm ihren einzigen Zahn putzen«
(▶ S. 60)

Aufgabe 1: Nennen Sie die Form der Demenz, an der Frau Heller leidet
Frau Heller leidet an einer Mischform: (Demenz vom Alzheimer-Typ und vaskuläre Demenz).

Aufgabe 2: Belegen Sie anhand konkreter Textpassagen, warum Frau Heller an einer Mischform leidet.

Tab. 31: Belege für die Tatsache, dass Frau Heller an einer Mischform der Demenz leidet

Demenzformen	Belegung durch Textpassagen
Demenz vom Alzheimer Typ	Risikofaktor: Höheres Lebensalter → Frau Heller ist 92 Jahre alt. Symptome: Agnosie → Frau Heller wollte sich mit dem Kamm ihren einzigen Zahn putzen. Apraxie → Gestern saß Frau Gudrun Heller 30 Minuten vor dem Teller und hat ihre Suppe nicht gegessen, obwohl der Löffel direkt neben dem Teller lag. Gedächtnisstörungen: Vergessen von Verabredungen: Aussage der Tochter Hilda: »*Sie müssen wissen, dass sie seit einiger Zeit ständig unsere Verabredungen (sonntags) zum Mittagessen vergisst, obwohl sie seit 20 Jahren jeden Sonntag zum Mittagessen zu uns kommt (sie muss doch dafür nur über den Flur gehen).*« Stimmungsschwankungen: Aussage der Tochter Hilda: »Und, dann stets diese plötzlichen Stimmungsschwankungen ... sie war früher nie aggressiv.«
Vaskuläre Demenz	Ursachen: Frau Heller leidet seit vielen Jahren an einer Hypertonie sowie an einem Diabetes mellitus Typ II. Frau Heller raucht seit 60 Jahren täglich 20 Zigaretten (Nikotinabusus). Symptome: Frau Gudrun Heller hat eine Hemiparese. Frau Gudrun Heller hat Sprachstörungen. Aussage der Tochter Hilda: »*Ach so, und diese Sprachstörungen sind auch sehr seltsam.*«

Schweregrade der Demenz vom Alzheimer-Typ:
(▶ S. 61)
- Leichtgradige Demenz
- Mittelschwere Demenz
- Schwere Demenz

Ordnen Sie den *Schweregraden* der Demenz vom Alzheimer-Typ jeweils *drei Merkmale* zu
(▶ S. 61)

Tab. 32: Schweregrade der Demenz und Merkmale

Schweregrade	Merkmale
Leichtgradige Demenz	Betroffene sind im Alltag geringfügig eingeschränkt und können ein weitgehend eigenständiges Leben führen. Merkmale: • Beeinträchtigungen des Kurzzeitgedächtnisses und der Merkfähigkeit, z. B. Verlegen von Gegenständen • Planungsprobleme im Alltag und eingeschränkte Entscheidungsfindung • Zeitliche und örtliche Orientierungsstörungen • Wortfindungsstörungen • Eingeschränkte Auffassungsgabe • Veränderte Stimmungslage, z. B. depressive Stimmung • Verändertes Verhalten, z. B. aggressives Verhalten • Versuch der Aufrechterhaltung der Fassade
Mittelschwere Demenz	Hochgradige Einschränkung der selbstständigen Lebensführung Merkmale: • Zunehmende Beeinträchtigung des Langzeitgedächtnisses • Zunahme der Probleme der örtlichen Orientierung in der vertrauten Umgebung • Ausgeprägte Wortfindungsstörungen – und Sprachstörungen • Verlust von Alltagskompetenzen, z. B. Einkaufen • Zunehmende Persönlichkeitsveränderungen, z. B. Misstrauen, Unruhe, Aggressivität, Verwirrtheit • Stimmungsschwankungen

Schweregrade	Merkmale
Schwere Demenz	Durchgehende Unterstützung nötig Merkmale: • Hochgradige Gedächtnisstörungen, z. B. werden Familienmitglieder nicht mehr erkannt • Zunehmende Verhaltensstörungen • Ausgeprägte Sprachstörungen • Unterstützung bei den Verrichtungen des täglichen Lebens • Verminderte Kontrolle der Ausscheidung → Inkontinenz • Probleme beim Gehen → Gehschwäche • Ggf. Bettlägerigkeit • Erhöhte Infektionsgefahr, z. B. Pneumonie

Fallbeispiel Herr L.
(▶ S. 75)

Das Team unterstützt Herrn L. in der eigenständigen Durchführung der Körperhygiene. Die Unterstützung der Eigenständigkeit führt auch dazu, dass sich Herr L. an für ihn biografisch bedeutsame Tätigkeiten erinnert (Schrauben, Werkeln), die jedoch in den institutionellen Ablauf der Einrichtung nur schwer hineinpassen.

Es ist leicht nachvollziehbar, dass Herr L. eine Diskrepanz erlebt zwischen dem Empowerment für das erwünschte Verhalten einerseits (eigenständiges Durchführen der Körperpflege) und dem Disempowerment (vorhandene Fähigkeiten beim Schrauben und Werkeln nicht nutzen dürfen) andererseits.

Ein weiterer wertvoller Beitrag zur Lebensqualität von Herrn L. kann sein, im interprofessionellen Team darauf zu schauen, wie Herr L. in seinem Tun weiterhin bestärkt werden kann. Das Team könnte überlegen, ob er bspw. mit dem Hausmeister in der Einrichtung nach dem Rechten sehen und ihm bei kleinen Arbeiten zur Hand gehen kann.